AF457040

TROUBLES PSYCHIQUES

CONSÉCUTIFS AUX OPÉRATIONS PRATIQUÉES

SUR L'APPAREIL GÉNITAL DE LA FEMME

(ÉTUDE PATHOGÉNIQUE)

« La préoccupation de la génèse des maladies, c'est là ce qui caractérise notre époque médicale.

« BOUCHARD. »

PAR

Mme MARGOLIÈS, née KAMENETZKY Rébecca

DOCTEUR EN MÉDECINE DE L'UNIVERSITÉ DE PARIS

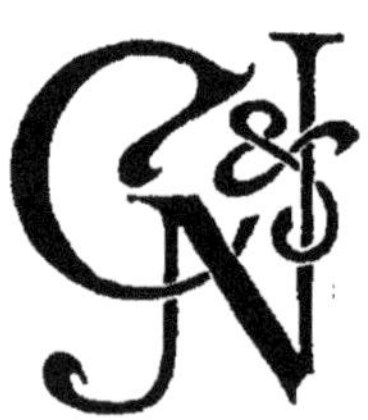

PARIS

GEORGES CARRÉ ET C. NAUD, ÉDITEURS

3, RUE RACINE, 3

—

1898

TROUBLES PSYCHIQUES

CONSÉCUTIFS AUX OPÉRATIONS PRATIQUÉES

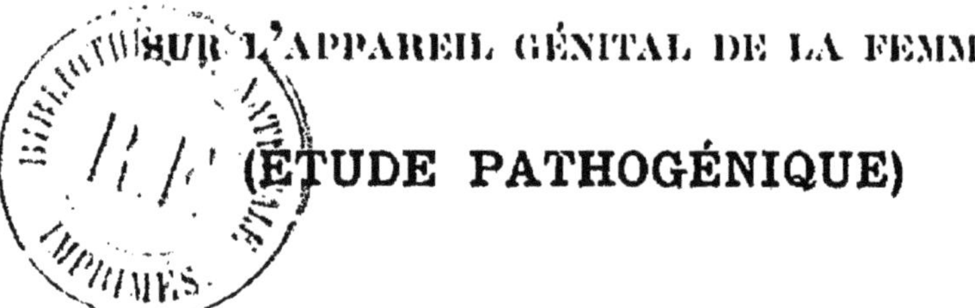

SUR L'APPAREIL GÉNITAL DE LA FEMME

(ÉTUDE PATHOGÉNIQUE)

PAR

Mme MARGOLIÈS, née KAMENETZKY Rébecca

DOCTEUR EN MÉDECINE DE L'UNIVERSITÉ DE PARIS

« La préoccupation de la génèse des maladies, c'est là ce qui caractérise notre époque médicale.

« BOUCHARD. »

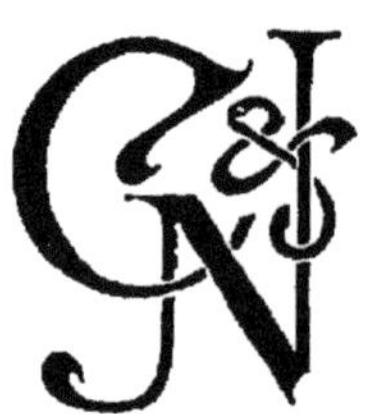

PARIS

GEORGES CARRÉ ET C. NAUD, ÉDITEURS

3, RUE RACINE, 3

1898

A M. LE DOCTEUR PH. CHASLIN

MÉDECIN ADJOINT A LA SALPÊTRIÈRE

A MON PRÉSIDENT DE THÈSE

M. le Professeur BOUCHARD

MEMBRE DE L'ACADÉMIE DE MÉDECINE
ET DE L'ACADÉMIE DES SCIENCES
OFFICIER DE LA LÉGION D'HONNEUR

M. le Pr BOUCHARD *a bien voulu nous faire le grand honneur de présider notre thèse. Qu'il nous permette de lui exprimer ici toute notre gratitude.*

Nous avons entrepris ce travail sous l'inspiration de M. le Dr PH. CHASLIN. *Nous n'aurions jamais cru qu'on puisse rencontrer tant de bienveillance et d'obligeance inépuisables, et nous ne saurions trop le reconnaître.*

Pendant notre séjour dans le service de M. le Dr SCHWARTZ, *nous avons vu ce que doit être le médecin au lit du malade ; à côté de la science et de l'art, nous avons pu apprendre la bonté ; pour ce dernier enseignement, on ne remercie pas, on s'efforce de suivre l'exemple.*

Nous nous souviendrons toujours des leçons de notre maître, M. ALBERT ROBIN, *qui nous a appris à connaître la thérapeutique rationnelle, et nous le prions d'agréer nos remerciments les meilleurs.*

A tous nos maîtres de l'école de médecine et des hôpitaux de Paris nous adressons ici le témoignage de notre gratitude.

Nous avons le plaisir aussi de remercier M. le Dr DUREAU, *bibliothécaire en chef de l'Académie de médecine, pour l'extrême obligeance qu'il nous a témoignée en mettant cette Bibliothèque à notre disposition. Cela nous est d'autant plus agréable que M. Dureau fut un de ceux qui contribuèrent à l'admission des femmes à l'École de médecine de Paris.*

Qu'il nous soit permis encore d'adresser ici l'hommage de notre reconnaissance à M. le Pr S. Korsakov, de Moscou, pour sa bienveillance et l'amabilité avec laquelle il nous a ouvert sa bibliothèque particulière pendant notre dernier séjour à Moscou.

Il serait ingrat de notre part de ne pas remercier M. le directeur et médecin en chef de l'hôpital d'aliénés « Alexeieff » de Moscou, le Dr V. Boutzke, ainsi que tous les médecins de cet établissement pour l'affabilité avec laquelle ils nous ont reçue, et permis de fréquenter cette Maison modèle.

Nous regrettons que le temps et les circonstances ne nous aient pas permis de faire un travail meilleur, plus digne de tous ceux qui se sont intéressés à nous.

Avant d'aborder l'étude de notre sujet nous voudrions aller au-devant d'un reproche qu'on sera, sans doute, tenté de nous faire : nous n'avons pas apporté dans ce travail d'observations personnelles. Il ne nous est pas arrivé d'observer dans le cours de nos études des cas de psychoses après des opérations, quelles qu'elles soient. Quant à chercher des observations inédites en nous adressant à nos maîtres, cela n'aurait pas d'intérêt ; car toutes les observations récentes sur ce sujet ont été apportées dans les débats qui viennent d'avoir lieu à la *Société de Chirurgie*, et nous n'aurions pu en trouver ni de plus complètes, ni de plus nombreuses.

Nous n'avons pas fait non plus l'historique de la question. Il faudrait pour cela faire l'historique des psychoses post-opératoires en général, et cet historique a été fait encore tout récemment dans la thèse très documentée de M. *Truelle* (1).

Pas d'observations personnelles, pas d'historique à faire : fallait-il pour cela que nous n'abordions pas le sujet ? Nous ne l'avons pas cru, car notre ambition était surtout de nous poser la question d'une façon aussi nette que possible, de dégager les points connus, de montrer ce qui reste inconnu et de chercher si on ne pouvait pas avec ce qui est déjà acquis, fixer quelques points de pathogénie.

---

(1) V. Truelle. Étude critique sur les psychoses dites post-opératoires. *Thèse*, Paris, 1898.

INTRODUCTION

Il est acquis par de nombreuses observations que, consécutivement à des opérations chirurgicales, on peut voir survenir certaines perturbations mentales, et que celles-ci sont trop fréquentes pour être une simple coïncidence. Cela n'est nié par personne. Les différences d'avis commencent, comme toujours, quand il s'agit d'établir une relation de cause à effet entre deux phénomènes qui se présentent successivement : l'acte opératoire et le trouble mental, dans notre cas. Ici une foule de considérations peuvent intervenir.

On a vu survenir des troubles psychiques après des opérations de toutes sortes, depuis la simple avulsion d'une dent jusqu'à la laparotomie, chez des individus de sexe, d'âge, d'antécédents et de tempéraments différents ; l'acte opératoire lui-même étant constitué par plusieurs éléments, l'anesthésie, le shock, l'excitation des nerfs, les antiseptiques, l'infection : chacun de ces éléments a été invoqué pour l'explication des psychoses post-opératoires : l'état moral et physique du malade avant et immédiatement après l'opération a été également mis en cause.

Mais si ces causes occasionnelles ont été prises en

considération par certains auteurs, d'autres n'ont pas voulu leur attribuer un rôle assez étendu et ont cherché à les ramener toutes à une seule cause primitive. Telle était, par exemple, la tentative de Festal (1) qui a voulu identifier le délire nerveux, observé auparavant par Dupuytren (2) chez les blessés et les opérés, avec le délire alcoolique. Cette explication exclusive a dû être abandonnée, quand les faits se sont multipliés, et quand on a vu que, d'une part, le délire post-opératoire peut se présenter tout autrement que le délire alcoolique, et que, d'autre part, il peut survenir dans des cas où l'absence d'alcoolisme a pu être démontrée. De notre temps l'explication exclusive a été reprise sous une autre forme : on ne voit plus partout l'alcoolisme, mais on est enclin à voir partout la dégénérescence. Si l'on a pu, en réalité, observer quelques cas de délire post-opératoire chez les dégénérés, comme on a pu observer quelques cas de délire nerveux chez les alcooliques ; ceux chez qui ce délire se rencontre ne sont pas tous des dégénérés pas plus qu'ils n'étaient tous des alcooliques. Telle est, du moins, l'opinion que nous développerons dans la suite.

Quant à la simple prédisposition sans dégénérescence nous verrons qu'elle ne suffit pas seule pour expliquer les troubles qui nous préoccupent. C'est pour cela que nous croyons que dans notre sujet les causes extérieures doivent encore être étudiées avec grand soin.

---

(1) Du délire nerveux traumatique. *Thèse*, Paris, 1877.
(2) Dupuytren. Lec. or. de clin. chirurg., 1832, t. I, p. 169.

Parmi les causes que nous avons énumérées, il y en a qui peuvent survenir dans tous les cas, comme le shock, l'infection, l'état moral de l'opéré, et il y en a d'autres qu'on ne peut invoquer que dans une certaine catégorie de cas, comme l'action de l'obscurité après les opérations portant sur les yeux, comme l'ablation des organes dans les opérations gynécologiques.

Il nous semble que chacune de ces catégories, où des causes particulières peuvent être invoquées, doit être étudiée à part. Voilà pourquoi nous avons limité notre sujet aux seules opérations portant sur l'appareil génital de la femme.

Nous allons donc voir tout d'abord si l'opération gynécologique peut être une cause des psychoses post-opératoires, si elle les amène plus fréquemment que les autres opérations, et s'il y a une raison particulière à ce fait une fois admis. Tel est le plan de notre travail.

I.

Nous venons d'employer les termes de *dégénérescence* et de *prédisposition*. Il faut nous arrêter sur eux dès le début, car quiconque a suivi la question des psychoses post-opératoires a vu que la discussion porte toujours sur ces points. Il faut donc être fixé sur la signification de ces termes.

Quand on parle de la dégénérescence et de la prédisposition, c'est la dégénérescence et la prédisposition héréditaire surtout qu'on a en vue. Comment arrive-t-on, ordinairement, à reconnaître qu'un malade est un prédisposé héréditaire ? On relève *post factum*, c'est-à-dire après que le trouble pathologique a éclaté, quelque trouble plus ou moins analogue chez un parent plus ou moins éloigné. Et si l'on ne trouve rien, on dira avec raison qu'on ne peut jamais être sûr d'avoir scruté tous les antécédents, ou d'avoir obtenu des renseignements dignes de foi. C'est on ne peut plus juste ; seulement, quand on ne cherche que dans le but d'avoir des résultats positifs, et qu'on ne veut tenir aucun compte des résultats négatifs, les résultats positifs eux-mêmes perdent une grande partie de leur valeur, et, avec cette méthode, il n'y a pas de personne à qui on ne pourrait, sinon trouver, au moins supposer des tares héréditaires. Cela nous ferait-il comprendre toutes les différences individuelles? Pourquoi, avec les mêmes antécédents héréditaires, un des descendants héritera-t-il de la maladie, tandis que les autres resteront bien portants toute leur vie? La prédisposition héréditaire existait également pour tous; elle n'est donc pas tout. Ne faudra-t-il pas croire alors avec *Meynert* (1) dont l'autorité est reconnue par tout le monde, que la « doctrine de l'hérédité, telle qu'on la présente aujourd'hui, ne supporte pas la critique et introduit, dans la discussion de l'étiologie, un élément mystique qui exclut toute conception mécanique » ? *Meynert* ne niait pas pour cela toute transmission héréditaire de caractères pathologiques, loin de là, mais il ne se contentait pas de l'hérédité pour expliquer toutes choses; il cherchait aussi d'autres causes agissant directement sur l'individu. « A côté de l'hérédité, dit un auteur, il faut faire une large part aux causes extérieures qui, en somme, jouent le premier rôle, car c'est dans une cause extérieure au corps et au germe qu'il porte, qu'il faut toujours finalement chercher le point de départ des désordres pathologiques, fussent-ils seulement de développement » (2).

Ne pourrait-on pas ramener aux causes extérieures une grande partie de l'hérédité elle-même en la rendant ainsi beaucoup plus palpable et moins mystique? Nous voulons parler des actions directes sur les germes. Toute une science a été créée en France avec M. *Dareste* (3) et

---

(1) Meynert. *Klinische Vorlesungen, Wien.*, 1890.

(2) Ph. Chaslin, *in* Traité des maladies de l'enfance, t. IV, 1897, p. 488.

(3) Dareste. Recherches sur la production artificielle des monstruosités, etc., 2e éd., Paris, 1891.

M. *Féré* (1), en Allemagne avec M. *Wilhelm Roux* (2), qui montre expérimentalement l'influence des causes extérieures sur le développement des germes, l'action de la lumière, des traumatismes, de la composition du milieu, etc. Et avant même le développement est-ce que la qualité du germe, au moment de la conception, ne joue pas un très grand rôle? Tout le monde connaît le rôle de l'alcoolisme dans la production des maladies nerveuses chez les descendants. Est-ce l'alcoolisme qui se transmet par l'hérédité? « En réalité cet alcoolisme ne se transmet pas par l'hérédité, l'individu intoxiqué est intoxiqué non seulement dans toutes les cellules de son corps, mais aussi dans celles que renferme le plasma germinatif, les germes. Il s'agit là d'une action directe sur le germe » (3). Et l'action dystrophique de la syphilis, mise en lumière par M. le Pr *Fournier* (4), n'est-ce pas la même chose encore? « L'influence hérédo-syphilitique exerce fréquemment sur le jeune être une action dystrophique qui se caractérise par des retards, des arrêts ou des imperfections de développement, lesquels peuvent tantôt affecter tout l'être dans son ensemble pour aboutir finalement à une forme suprême, à savoir l'abâtardissement, la dégradation, la dégénérescence de l'individu ».

Les causes extérieures, comprises un peu largement,

---

(1) Voy. FÉRÉ. La famille névropathique, 1894.

(2) Wilhelm ROUX. Gesammelte Abhandlungen ueber Entwicklungsmechanik. Leipzig, 1895.

(3) Ph. CHASLIN, *l. c.*

(4) FOURNIER. Influence dystrophique de l'hérédo-syphilis. *Médecine moderne*, 1890, p. 577.

pourraient suffire à expliquer le mécanisme de bien des choses en pathologie, sans qu'on ait besoin d'invoquer trop souvent la tendance héréditaire qu'on n'est pas encore arrivé à pénétrer, malgré toutes les théories créées à cet effet. Il est vrai que, si nous ne comprenons pas, le fait n'en existe pas moins. Cela est certain. Seulement, quand on ne comprend pas, rien n'arrête, et on se laisse peut-être entraîner trop facilement à attribuer à ce facteur, qu'on n'explique pas, des choses qu'on pourrait peut-être expliquer par un autre mécanisme, si on le cherchait. D'ailleurs là n'est pas la question pour nous. Que ce soit grâce à la puissance héréditaire ou grâce aux causes qui ont agi d'une façon ou d'une autre sur le germe, y a-t-il des individus qui naissent avec une prédisposition particulière, un terrain spécial? C'est incontestable, mais il y a terrain et terrain,

Il y a un terrain tout préparé pour faire les maladies constitutionnelles, qu'on appelle « diathésiques », dans la pathologie générale, et « constitutionnelles » ou « dégénératives », dans la pathologie mentale. La cause de ces maladies est portée par l'individu même et la maladie se révélera sous une influence extérieure insignifiante aussi bien que sans influence aucune : quand on a un certain type de nutrition vicieuse il ne manque plus rien pour faire une diathèse.

Mais il y a aussi un autre genre de terrain. Ici la cause occasionnelle, la cause immédiate devient nécessaire : pour tuberculisable que l'on soit, on ne prendra pas la tuberculose sans bacille. En pathologie mentale il y a aussi certaines affections que, pour prédisposé que l'on soit, on ne prendra pas sans causes immédiates effectives. Ce point commence à dominer tellement la psychiatrie que M. *Kraepelin*, dans la nouvelle édition de son Manuel (1), où la classification est basée sur l'étiologie, divise toutes les maladies mentales en deux grands groupes : A. Maladies mentales acquises ; B. Maladies mentales constitutionnelles (Geistesstörungen aus krankhafter Veranlagung).

C'est dans ce dernier groupe des affections mentales constitutionnelles qu'on a voulu faire entrer les psychoses post-opératoires. On a voulu attribuer à la dégénérescence toute la responsabilité de ces psychoses.

Ainsi M. *Truelle*, dans sa thèse, arrive aux conclusions suivantes : « On trouve, dans la plupart des observations, des antécédents héréditaires, et, dans presque toutes celles qui sont un peu complètes, des antécédents personnels rappelant l'état mental des dégénérés. « Les formes mêmes de délires observés peuvent être comparées à ceux décrits par M. Magnan chez les héréditaires dégénérés ».

Voyons d'abord ce que sont les dégénérés dans le sens de M. Magnan (2).

« Dès l'origine, dès la naissance, ils se font remarquer par des anomalies siégeant, soit dans la sphère des sentiments, soit dans la sphère de l'intelligence, soit dans la sphère des instincts et des penchants, soit dans toutes à la fois. Ils ont acquis des stigmates qui les font reconnaître de

---

(1) Kraepelin. Psychiatrie. 5 Aufl., 1896.
(2) Magnan et Legrain. Les dégénérés. Paris, 1895, p. 60.

suite et grouper à part. Bien plus, la tare dite dégénérative dont ils sont porteurs se traduit souvent par des anomalies physiques dont la signification se surajoute à celle des anomalies psychiques concomitantes. Tous ces stigmates sont permanents, naissent avec le sujet et ne s'éteignent qu'avec lui. En aucune circonstance, ces malades ne sauraient sentir, penser, agir comme les individus à cerveau normal, ni comme les prédisposés simples du groupe précédent. Dégénérés par accumulation de tares héréditaires dans la presque totalité des cas, ils peuvent l'être pourtant quelquefois par l'intervention de moments étiologiques puissants, dont l'action désorganisatrice s'exerce surtout aux époques de l'évolution cérébrale, c'est-à-dire dans la première enfance : maladies aiguës graves telles que variole, rougeole, fièvre typhoïde, s'accompagnant de lésions cérébrales irrémédiables. On peut admettre encore l'action dégénératrice des maladies fœtales, des traumatismes, en un mot de toutes les causes suffisamment puissantes pour léser matériellement les centres nerveux, ou en entraver le développement. Mais quelle que soit la nature de la cause dégénératrice, héréditaire ou acquise, les produits sont identiques et comparables entre eux ; ils sont porteurs de caractères cliniques propres à les faire reconnaître en toute circonstance et significatifs de la cause dégénérative. »

Il s'agit ici d'un ensemble de caractères constituant un « type nouveau », comme dit M. Magnan un peu plus loin, donc non pas d'un tempérament plus ou moins nerveux, impressionnable, inégal. Or, on ne trouve pas autre chose dans la plupart des observations de M. Truelle, où l'état mental antérieur des malades est relevé. Ainsi, par

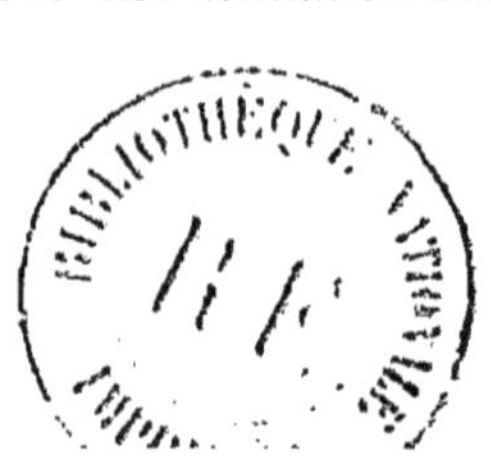

exemple, dans l'observation III : « antécédents personnels : extrêmement nerveux, a toujours été très impressionnable » et l'auteur ajoute : « malgré le peu de renseignements fournis, il est cependant permis de soupçonner un état dégénératif faisant le fonds de l'état mental de cette malade ».

Nous regrettons de ne pas nous trouver d'accord avec M. Truelle ; nous ne croyons pas qu'en se tenant à la définition de la dégénérescence donnée par M. Magnan on puisse parler de dégénérescence ou d'état dégénératif dans des cas analogues. Parmi les observations de M. Truelle nous n'en trouvons que quelques-unes où il s'agit de la vraie dégénérescence, et dans ces cas les malades n'attendaient pas l'opération pour révéler leur dégénérescence ; déjà avant l'opération ils avaient eu des accès d'aliénation.

Nous convenons que de ces cas il faut faire une catégorie à part, où il s'agira de déterminer l'action des opérations sur la modification de l'état psychique chez les aliénés ou dégénérés avérés, qu'on déclare tels avant l'opération et non après.

Comme ces malades, d'après la définition de M. Magnan, ont « une très grande aptitude à délirer sous l'influence des moindres causes, et parfois même sans cause appréciable », dans ces cas l'opération doit être reléguée au dernier plan.

Ainsi, admettant que parmi ceux qui ont versé dans les psychoses post-opératoires il y avait aussi des dégénérés vrais, nous croyons qu'on ne peut pas faire de tous des dégénérés dans le sens de M. Magnan.

Mais les dégénérés ne constituent qu'un groupe de prédisposés maximum ; il nous reste maintenant à envisager un autre groupe de prédisposés, ceux que M. Magnan appelle prédisposés simples (1).

« Le grand groupe des prédisposés simples se fait remarquer par un caractère essentiel invariable pathognomonique. Jusqu'au jour où ils versent dans la folie, les malades qui les composent sont jugés *normaux* au point de vue cérébral. Comparés aux individus qui ne deviennent jamais aliénés, on ne constate entre eux aucune différence apparence. C'est que, chez eux, la prédisposition n'a pas acquis encore un degré suffisant pour se traduire par des caractères spécifiques. Cette prédisposition est latente et n'a produit qu'un résultat : celui de faire du cerveau un lieu de moindre résistance, un terrain favorable, celui de de créer une situation, en vertu de laquelle les causes de désorganisation de l'équilibre intellectuel auront une influence plus marquée que chez d'autres, une action plus durable et plus énergique. Le facteur prédisposition est évidemment très variable comme importance; sa valeur ne peut guère être appréciée, faute de critérium, si ce n'est entre deux cas extrêmes ».

Ceci devrait nous expliquer pourquoi « des milliers d'êtres, soumis aux mêmes causes dissolvantes de la résistance cérébrale ne versent pas d'une manière égale dans la folie, pourquoi, dans des circonstances identiques, tel individu résistera, tel autre présentera une forme très légère de folie, le troisième un · forme grave. Tout devient clair, si l'on considère que les réactions individuelles va-

(1) Magnan. *Loco citato*. p. 58.

rient à l'infini, et qu'à leur tour ces modes de réaction ne sont que la formule d'une prédisposition » (p. 51).

Ici donc la prédisposition est invoquée pour expliquer la différence des réactions individuelles à l'action de la même cause. Nous aurions compris si on ne laissait pas subsister un 3e groupe, celui des aliénations mentales, constituées dans des cerveaux normaux. Y a-t-il un groupe de cerveaux qui réagissent tout à fait identiquement aux mêmes facteurs étiologiques ? Ainsi les poisons comme l'alcool, l'absinthe, la morphine, etc., qui sont admis parmi ces facteurs produisant les aliénés accidentels, agissent-ils de la même façon sur tous les individus ?

Pourquoi une dose qui suffit pour intoxiquer celui-ci, ne produit-elle aucun effet sur celui-là ? pourquoi y a-t-il des individus qui peuvent se piquer toute la vie à la morphine sans que leurs facultés intellectuelles en souffrent trop, tandis que d'autres entrent très vite en déchéance ? pourquoi toutes sortes d'idiosyncrasies ? pourquoi, en présence du même microbe, l'un fera-t-il de l'infection et l'autre non ? Tout cela tient aux différences individuelles, aux différences de terrain, — c'est évident, et il faut étendre alors la prédisposition sur tout l'ensemble de réactions individuelles, ce que font, en effet, quelques auteurs, entre autres M. Féré, pour qui « il n'est pas jusqu'aux délires d'origine infectieuse ou toxique qui ne se développent que sur un terrain préparé » — et « pour devenir alcoolique il faut être alcoolisable ».

Comprenant alors tout cela, la prédisposition n'explique pas les différences individuelles, mais exprime ce fait indéniable qu'elles existent.

Entre la prédisposition avec dégénérescence que nous avons exposée auparavant et cette prédisposition simple, beaucoup plus générale, il y a pour nous cette différence capitale que la première se révèle par elle-même parce que la cause est inhérente à l'individu, et la seconde reste latente tant qu'une cause extérieure ne vient pas s'ajouter à elle.

Étendant même beaucoup plus loin la conception de la dégénérescence, à la suite de nombreux auteurs, et arrivant par là avec M. Kraepelin à ranger les psychoses en deux grandes classes, comme nous l'avons dit plus haut, nous espérons démontrer qu'un certain nombre de cas de psychoses post-opératoires ne *peuvent* pas être rangées dans la classe des psychoses constitutionnelles.

C'est la forme même du trouble mental, ce sont les symptômes somatiques, en un mot, c'est la clinique qui nous indiquera que la cause doit être recherchée dans l'opération même.

II.

Après avoir colligé toutes les observations que nous avons pu réunir, nous avons voulu les cataloguer d'après leur *forme*. C'est loin d'être facile, car, dans la majorité des cas, la description est très incomplète. Aussi, sur plus de 50 observations, que nous avons eues sous les yeux, nous n'en avons pu utiliser que la moitié, mais nous espérons que ces cas nous suffiront pour faire notre démonstration.

Parmi ces cas nous avons dégagé, tout d'abord, un certain nombre — 7 — où le délire s'est terminé par la mort à bref délai (après 24 heures, 7, 8, 10, 11, 12 et 17 jours) (1). Quels sont les délires qui peuvent se dénouer si rapidement par la mort? Ce sont les délires toxiques, qui peuvent être dus à l'absorption des médicaments (intoxications), les délires attribués aux auto-intoxications, comme le délire urémique, par exemple ; enfin le délire aigu qu'on tend, comme nous allons le voir dans la suite, à attribuer également à l'infection.

Nous savons bien que le délire dû à l'absorption de médicaments n'appartient pas aux vraies psychoses post-opératoires et nous n'avons pas l'intention de le présenter comme tel. Admettant que pour quelques cas la chose ait

---

(1) On trouvera toutes les observations classées et rangées en tableaux d'ensemble, à la fin de ce travail.

été faite, et qu'on ait présenté le délire médicamenteux comme dû à l'opération même, nous trouvons que cela ne change en rien la question, car parmi les psychoses post-opératoires il reste encore assez de cas où aucun médicament toxique ne peut être incriminé. Nous le disons ici pour ne pas revenir sur la discussion si les psychoses post-opératoires doivent être attribuées aux médicaments toxiques.

Parmi nos 7 cas de délire suivi de mort, que nous envisageons en ce moment, il n'y a qu'un seul (obs. I) que nous devons attribuer à l'iodoforme, car l'auteur le fait et il ne donne pas de détails qui pourraient être discutés. Nous éliminons ce cas.

Dans un cas, celui de M. Monod (obs. II), il s'agit, d'après l'auteur, non d'un cas de psychose post-opératoire, mais de l'urémie délirante, car on a trouvé une quantité considérable d'albumine dans l'urine recueillie après la mort. L'urémie, en général, est due, suivant M. le Pr *Bouchard*, à une auto-intoxication, à la rétention dans l'organisme de produits toxiques par suite de trouble dans le fonctionnement du rein, organe éliminateur (1). Comme l'observation de M. Monod ne dit pas si l'albumine se trouvait dans l'urine aussi avant l'opération, si les reins ont été trouvés réellement lésés à l'autopsie, nous aurions le droit de supposer que la perturbation de la fonction urinaire avait été apportée par l'opération ; mais, ne voulant pas nous appesantir sur ce point, et admettant comme

---

(1) Voy. Bouchard, Leçons sur les auto-intoxications. Paris, 1887.

probable que les reins étaient lésés avant, il n'en reste pas moins vrai que l'urémie délirante, le trouble complet de la fonction urinaire, n'est parvenue qu'*après* l'opération, une opération qui n'a touché en rien les reins directement.

Le cas de M. *Monod* prouverait plutôt qu'une opération, gynécologique au moins, peut — nous ne pouvons pas préciser par quel mécanisme — inhiber le fonctionnement des reins, déjà lésés auparavant, admettons-le, et produire du délire par l'*auto-intoxication*. On l'appellera ici urémie délirante, oui, mais retenons le rôle de l'opération.

Passons à nos autres cas. Le premier que nous mentionnerons est celui de M. *A. Voisin* (obs. III) ; il est très instructif, car il a revêtu tout à fait l'allure du *délire aigu ;* grande agitation, délire, hallucinations et illusions de la vue, température élevée, pouls rapide — et il était manifestement dû à l'infection (méningo-encéphalite trouvée à l'autopsie). Quant aux autres cas ils ressemblent, tant par la marche précipitée et la terminaison fatale que par la symptomatologie, au premier : incohérence, agitation, pouls rapide dans l'obs. IV ; grande agitation, délire, perte de l'orientation (ne reconnaissait personne) et de la mémoire, température élevée dans l'obs. V ; agitation, trouble complet des idées, hallucinations, dans l'obs. VI ; agitation violente, hallucinations, perte de l'orientation dans l'obs. VII. Suivi de terminaison fatale, cet ensemble de symptômes dans chaque cas ne peut être autre chose que le délire aigu (1).

(1) Voyez la description *in* BALL, Leçons sur les maladies mentales, 2e éd., 1890, p. 301.

Dans tous ces 6 cas nous avons donc manifestement affaire à du *délire aigu*. Quant à l'infection (dont nous reparlerons plus bas), son rôle est certain pour le cas de M. *Voisin*, très probable pour les cas de MM. *Gaillard Thomas* et *Czempin* (obs. IV et V). (Les auteurs dans ces deux cas n'admettent pas la septicémie, mais nous croyons que le pouls rapide avec l'aspect particulier du malade dans un cas, la température élevée dans l'autre est bien l'expression d'un état infectieux.)

De ces cas de délire aigu nous passons à un autre groupe de cas qui présente un cortège de symptômes identiques et analogues à ceux du groupe précédents, avec une marche moins foudroyante.

Le trouble psychique est encore survenu très peu de temps après l'opération ; il s'agit, en général, de quelques jours, dans deux cas seulement de 17 et de 19 jours. Il est encore caractérisé dans tous les cas par un affaiblissement intellectuel, par de l'incohérence ou de la confusion dans les idées, quelquefois avec torpeur (obs. VIII), hébétude (obs. XIV), parfois hallucinations (obs. VIII, IX, XV). Cet état psychique est accompagné souvent par une agitation (obs. IX, X, XII, XIII), parfois par une inertie ou une torpeur physique (obs. VIII, XIV).

Ce groupe de cas se distingue de ceux du groupe précédent, surtout par la marche de l'affection, qui, tout en étant relativement aiguë, est moins rapide et évolue non pas vers la terminaison fatale, mais vers la guérison le plus souvent.

Il n'y a pas encore longtemps, on dénommait le trouble psychique que nous avons appelé « délire aigu » et celui que nous venons d'indiquer, manie suraiguë ou aiguë.

Maintenant on sait bien que la manie ne s'accompagne pas de cette perte de l'orientation, de cette confusion complète dans les idées, d'hallucinations; de plus, la manie détermine toujours un état d'agitation, ici si l'agitation est fréquente, elle peut aussi être absente. Cette forme, qui a une physionomie particulière, est bien connue maintenant sous le nom de confusion mentale. M. *Chaslin*, qui récemment a repris l'étude de cette forme en France, en donne la définition suivante :

« La confusion mentale est une affection ordinairement aiguë, consécutive à l'action d'une cause ordinairement appréciable, en général une infection, qui se caractérise par des phénomènes somatiques de dénutrition et des phénomènes mentaux : le fond essentiel de ceux-ci, résultat premier de l'état somatique, est constitué par une forme d'affaiblissement et de dissociation intellectuels. confusion mentale, qui peut être accompagnée ou non de délire, d'hallucinations, d'agitation ou au contraire d'inertie motrice, avec ou sans variations de l'état émotionnel (1) ».

Nous croyons qu'en comparant cette définition aux observations que nous avons citées, on nous accordera, sans peine, qu'il s'agit réellement de la confusion mentale dans nos cas. Les caractéristiques de cet état sont encore, d'après la définition de M. Chaslin, « les phénomènes so-

(1) Ph. Chaslin. La confusion mentale primitive. Paris, 1895, p. 245.

matiques de dénutrition ». Il est difficile d'apprécier ces phénomènes après une opération qui, s'accompagnant ou non d'un trouble psychique, s'accompagne toujours d'un certain degré de dénutrition.

Le délire aigu que nous avons diagnostiqué pour les cas précédents n'est, d'après certains auteurs, qu'une forme rapide, à terminaison fatale, de la confusion mentale.

Nous ne sommes pas seuls à croire que le délire aigu et la confusion mentale s'observent souvent après les opérations chirurgicales. Depuis que partout on commence à mieux connaître ces formes, les auteurs se mettent à en signaler la fréquence après les opérations.

Ainsi M. Régis (1) insiste sur la prédominance du délire aigu comme la forme la plus fréquente parmi les troubles psychiques post-opératoires. Cette opinion se trouve soutenue aussi dans la thèse de M. *Pénon* (2).

Sears (3) dit que « les symptômes des psychoses post-opératoires pouvant varier dans différents cas, la forme de ces psychoses est néanmoins définie dans son type général et ne diffère pas beaucoup de celles qu'on voit survenir après les maladies aiguës, et à laquelle on a donné le nom de « acute confusional insanity ».

---

(1) Régis et Chevalier-Lavaure. Des auto-intoxications dans les maladies mentales. Congrès de La Rochelle, 1893.

(2) Pénon. Contribution à l'étude du délire post-opératoire (Du rôle de l'auto-intoxication). *Thèse*, Bordeaux, 1893.

(3) Sears. Insanity following surgical operations. *Boston med. and surg. Journ.*, 1893, p. 642.

Simpson (1), dans un article tout récent, dit que le « type » des psychoses post-opératoires est la confusion mentale.

D'autre part, tous les auteurs qui se sont occupés de la confusion mentale mentionnent le traumatisme et les opérations chirurgicales parmi les causes directes de ce trouble.

Comme pour quelques-uns de nos cas de délire aigu, nous trouvons encore, parmi ceux de confusion mentale, quelques-uns où se révèle l'état infectieux ; dans le cas IX, la température montait à 38°,5, le pouls à 95-100 ; dans les cas X et XIII est marquée une élévation de température ; dans le cas XI sont notés des vomissements, un état général grave : dans le cas XV une fièvre durant tout le temps de la confusion.

Outre ces cas de délire aigu et de confusion mentale nous avons réuni encore un groupe de 6 cas où le délire se rattache à un état infectieux manifeste. Ces cas sont : celui de *Butler Smyth* (obs. XVII) que l'auteur lui-même attribue à la septicémie, et on n'a qu'à lire la description pour être d'accord avec lui ; le cas de *Routier* (obs. XVIII) où l'auteur ne parle pas de l'infection, mais où elle est néanmoins très manifeste : 40° de température, escarres, poussée d'herpès, qu'est-ce ? sinon l'expression d'un état infectieux ? dans le cas d'*Everke* (obs. XIX), la parotidite et la température élevée indiquent encore un état infectieux.

Dans le cas de M. *Le Dentu* (obs. XX), l'infection se

---

(1) SIMPSON. On post-operative Insanity. *The Journ. of ment. sc.*, 1897, p. 86.

révèle par les escarres ; dans les cas de *Jacobs* (obs. XXI) et le cas de *Marlier* (obs. XXII), l'infection est probable grâce au pouls rapide dans un cas, à l'élévation de la température dans l'autre.

Nous avons donc un total de 20 cas (nous ne comptons pas le cas d'urémie délirante de M. Monod), où le délire tantôt revêt la forme de délire aigu et de la confusion mentale, tantôt se rattache manifestement à un état infectieux.

Pour nous, le délire aigu et la confusion mentale présentent ceci de particulièrement intéressant que ce sont, au premier chef, des affections mentales pour le développement desquelles les causes extérieures ont une très grande importance. Tous les auteurs sont d'accord pour les placer en dehors de la « dégénérescence » et des troubles psychiques constitutionnels (1).

Kraepelin dit dans la définition même de cette affection que c'est un « état aigu développé par suite de l'atteinte portée par une cause extérieure nuisible ». Et d'après M. Chaslin c'est la meilleure définition qui ait été donnée de la confusion mentale, justement parce qu'elle rappelle l'action nécessaire d'une cause ordinairement palpable. Que le malade soit prédisposé ou non, il faut une cause occasionnelle, nécessaire dans ce cas, pour que la maladie se développe. Sans elle la prédisposition même existante resterait latente. Si nous voyons suivre la confusion mentale presque immédiatement après l'opération, l'opération doit être mise en cause, comme doit être mis en cause

---

(1) Voy. Chaslin. *L. c.*

l'accouchement, si nous voyons le même trouble psychique survenir après l'accouchement.

Ainsi donc l'état infectieux auquel se rattachent nettement certains cas, d'une part, la forme du trouble psychique d'autre part, prouvent que pour un certain nombre de cas, au moins, l'opération doit être incriminée dans la production des psychoses post-opératoires, et c'est à ce titre qu'on peut parler de vraies psychoses post-opératoires.

Nous croyons que ceci est vrai non seulement pour les cas se rattachant à l'infection, pour les cas de délire aigu et de la confusion mentale, mais aussi pour les cas de mélancolie, qu'on voit survenir quelque temps, ordinairement plusieurs mois après l'opération. La mélancolie, pas plus que la confusion mentale, n'est rangée par les aliénistes parmi les affections psychiques constitutionnelles. C'est que, outre la prédisposition, qu'on la considère comme nécessaire ou non, la mélancolie demande pour son éclosion des causes particulières. Pour la confusion mentale pouvant survenir très peu de temps après l'opération, l'action de la cause est brusque, pour la mélancolie elle est de nature déprimante, agissant plus lentement (1). Nous verrons après, si l'opération, l'opération gynécologique surtout qui nous préoccupe, ne favorise pas cet état de dépression physique et morale.

Maintenant que nous avons vu que l'opération joue un rôle réel dans la production des psychoses post-opératoires

---

(1) Voy. Séglas. Leçons cliniques sur les maladies mentales et nerveuses. Paris, 1895. 10e leçon.

dans un certain nombre de cas, au moins, nous pouvons nous demander si l'opération gynécologique peut amener plus souvent qu'une autre opération un trouble mental. La réponse sur cette question nous mettra encore sur la voie de la pathogenie de ce trouble.

III

Quelle est la *fréquence* des troubles mentaux après les opérations portant sur la sphère génitale de la femme? — Sont-ils plus fréquents qu'après les autres opérations, et quelles sont les opérations gynécologiques qui donnent plus souvent lieu au trouble psychique?

Pour répondre à ces questions nous avons deux sources de renseignements : il y a d'une part les chirurgiens constatant qu'après tant d'opérations gynécologiques, ils ont observé tant de cas de psychoses, et d'autre part, les aliénistes qui recueillent tous les cas de psychoses et comptent combien sont dues aux opérations gynécologiques.

Werth a signalé 6 cas de psychoses sur 228 opérations gynécologiques.

2	fois à la suite de	32	cas d'extirpation totale de l'utérus.
2	—	36	cas de castration.
2	—	160	ovariotomies.
6		228	

Glaevecke,	3	cas de psychoses sur	33	opérat. gynécolog.
Musin,	4	—	300	—
Lawson-Tait,	1	—	271	—
Pinesse,	1	—	136	—
Segond,	4	—	642 (1)	—
	19		1610	

(1) Ce chiffre, M. Segond le donne en 1898 dans la discussion de la

Nous avons donc 19 cas pour 1,610 opérations, ce qui fait à peu près 1,25 cas de psychoses pour 100 interventions sur l'appareil génital de la femme.

M. *Denis* dans sa thèse donne une proportion de 2 à 2.5 pour 100 de folie consécutive aux opérations, pratiquées non seulement sur les organes génitaux, mais sur l'abdomen en général. Parmi ceux-ci un grand nombre appartient aux opérations gynécologiques et M. Denis insiste lui-même sur ce point que « c'est surtout les ovariotomies, les castrations et les hystérectomies qui sont suivies d'aliénation mentale ». Nous croyons, après cette comparaison de chiffres, qu'on ne sera pas très éloigné de la vérité, en s'en tenant à la proportion de 1 à 2 cas de psychoses pour 100 consécutives aux opérations gynécologiques.

Les troubles psychiques sont-ils plus fréquents après les opérations gynécologiques qu'après d'autres opérations? Il y a des auteurs pour l'affirmer et d'autres pour le nier, comme dernièrement encore M. Picqué. Il faut dire pourtant que la plupart des auteurs sont pour l'affirmative. Si l'on parcourt, sur la question des psychoses post-opératoires, les discussions des sociétés savantes, où ceux qui prennent part aux discussions ne font que signaler rapidement sans choisir les observations dont ils se souviennent, on est frappé de ce fait que dans la grande majorité des cas, ce sont des observations gynécologiques qu'ils citent. Ainsi dernièrement encore, à la *Société de*

Société de chirurgie. En 1893, ce même auteur a eu 3 cas de psychoses sur 92 opérées seulement. Ceci démontre combien peu on peut s'appuyer sur ces chiffres pour tirer des conclusions.

chirurgie, beaucoup de chirurgiens ont pris part à la discussion sur les psychoses post-opératoires et ont mentionné à différents propos les cas qu'ils ont pu observer. Eh bien! nous avons compté d'après le *Bulletin de la société de chirurgie* (finissant par la séance du 27 avril compris) que les différents orateurs ont mentionné 64 cas de psychoses post-opératoires, parmi lesquels 47 survenus après les opérations gynécologiques. Si nous nous adressons à la statistique des psychoses après les opérations gynécologiques par rapport aux autres psychoses post-opératoires nous trouvons presque toujours des données qui démontrent la fréquence plus grande des premières. Ainsi M. *Le Dentu* trouve sur 12 cas personnels de psychoses post-opératoires, 3 cas dus à la chirurgie gynécologique, et il fait la remarque suivante : « je vous ferai remarquer à propos de ces dernières qu'un certain nombre d'auteurs ont pensé que les opérations portant sur l'appareil génital de la femme entraîneraient une prédisposition singulière au délire. Il y a du vrai dans cette opinion, car si ma statistique ne relate que 3 cas sur 12, une proportion d'un quart, il est certain que les opérations sur l'appareil génital de la femme ne représentent pas dans ma pratique de ces deux dernières années le quart de mes opérations ».

A ces 12 cas personnels, M. Le Dentu a ajouté ceux qui ont été publiés avant lui, et il arrive à un total de 68 cas dont 38 consécutifs aux opérations sur l'appareil génital de la femme :

14 ovariotomies,
6 hystérectomies,
4 castrations,

3 opérations sur le col,
3 — indéterminées sur l'ovaire,
2 — indéterminées sur l'appareil génital,
1 opération mixte,
2 périnéorraphies,
2 myomectomies combinées avec la castration.

D'autre part, M. *Sears* a recueilli 185 cas de psychoses post-opératoires (l'auteur dit ne pas avoir compris dans le nombre les opérations faites sur la tête, ni les cas où les psychoses sont survenues si tardivement après l'opération, qu'il était difficile d'admettre entre elles un rapport de cause à effet, ni les cas où l'état mental des malades avant l'opération était si troublé, que l'opération, d'après l'expression de l'auteur, « n'a pu servir que pour rallumer un feu qui couvait sous la cendre »). Sur ces 185 cas il y en avait 60 où les troubles sont survenus après opérations gynécologiques.

34 ovariotomies,
9 hystérectomies,
17 opérations prises dans tout le champ de la gynécologie (parmi ces 17, il y avait un cas consécutif à la simple introduction du spéculum).

Parmi les 125 autres cas, il n'y en avait que 63 relevant du domaine de la chirurgie générale (y compris 10 cas après amputation du sein, et 8 cas de petite chirurgie : extraction des dents, administration du chloroforme en dehors de l'opération, cautérisation). Les 62 autres cas étaient dus aux opérations sur les yeux, surtout à l'opération de la cataracte. Disons, en passant, que les opérations sur les yeux fournissent un grand nombre de psychoses post-opératoires ; au même titre que les opérations gynécologiques, elles peuvent faire l'objet de considérations et de discussions particulières.

Baldy, à la suite d'une enquête dont il communiqua les résultats à la *American gynecol. Society*, a constaté qu'un huitième des femmes aliénées soignées dans les asiles de Pensylvanie avaient subi antérieurement une laparotomie. Et il ajoute que la fréquence de la folie après les opérations gynécologiques est encore plus grande que ne semblent l'indiquer ces chiffres, car beaucoup de femmes n'entrent pas dans les asiles, soit parce que les phénomènes mentaux guérissent rapidement, soit parce que la mort survient assez vite et avant la guérison de l'opération.

Simpson a tout récemment recueilli 124 cas parmi lesquels 95 après les opérations gynécologiques. Ce même auteur cite Kiernan, qui, sur 186 cas, en a trouvé 65 après le même genre d'opérations.

M. *Barette* (de Caen), dans la séance de la *Société de Chirurgie* du 27 avril 1898, fait parvenir 3 observations, se rattachant toutes à la chirurgie gynécologique, et il dit n'avoir relevé aucun autre fait analogue sur un total de 1,800 opérations environ de toute nature.

Après tout ce que nous venons de citer, nous croyons qu'on peut admettre que les troubles psychiques sont réellement plus fréquents après les opérations gynécologiques qu'après les autres opérations chirurgicales.

Parmi les opérations gynécologiques quelles sont celles qui sont plus fréquemment que les autres suivies de troubles psychiques? Il est difficile à répondre avec précision à cette question, car les statistiques ne précisent pas assez le genre d'opération : ainsi quand c'est dit hystérectomie on ne sait pas si c'est de l'hystérectomie abdominale ou vaginale qu'il s'agit, si elle était totale ou non, c'est-à-dire les annexes ont-ils été laissés sur place ou enlevés avec l'utérus ; quand il est dit ovariotomie on ne sait pas s'il s'agit d'une ovariotomie unilatérale ou double. Mais un fait certain, qui se dégage de toutes les statistiques que nous avons déjà citées, est que les troubles psychiques s'observent beaucoup plus fréquemment après les grandes opérations : ovariotomies, castrations, hystérectomies, qu'après les interventions sur le col ou autres petites opérations gynécologiques.

Wœrth nous donne pour 22 cas de troubles psychiques les proportions suivantes :

Castrations.	7
Ovariotomies..	11
Extirpation totale de l'utérus..	2
Myomotomies.	2

Le Dentu pour 38 cas ;

Castrations	4	6 ablations doubles des annexes.
Myomectomies combinées avec la castration. .	2	
Ovariotomies.	14	17 ovariotomies.
Opérations indéterminées sur l'ovaire. . . .	3	
Hystérectomies..	6	
Autres opérations sur l'appareil génital. . .	9	

La statistique de Sears ne peut pas nous servir, car elle ne fait pas, évidemment, la distinction entre l'ovariotomie unilatérale et double en indiquant en bloc 34 ovariotomies sur 9 hystérectomies et 7 autres opérations gynécologiques.

Parmi les cas que nous avons pu réunir nous-même, nous avons :

Castrations (tous les cas où les annexes des deux côtés ont été enlevés). .	9
Ovariotomies (les annexes d'un seul côté ont été enlevés).	8
Hystérectomies.	4
Autres opérations.	4

De ces statistiques, quoique peu nombreuses, on peut, néanmoins, entrevoir ce fait que les troubles psychiques ne sont pas plus fréquents après l'ablation des deux ovaires qu'après l'ablation d'un seul, mais qu'ensemble l'ablation des ovaires, que ce soit des deux côtés ou d'un seul, fournit beaucoup plus de cas de troubles psychiques que les autres opérations pratiquées sur l'appareil génital, prises ensemble.

IV.

Quelle est l'explication qu'on pourrait donner de cette fréquence plus grande des troubles psychiques après les opérations gynécologiques?

Tout d'abord, nous avons à nous demander si c'est parce que l'opération est faite sur la femme, supposée en général plus nerveuse, ou parce que l'opération est faite sur les organes génitaux qui peuvent à cet égard présenter quelque chose de spécial, que la fréquence des troubles psychiques est plus grande après les opérations gynécologiques?

« Il est probable, dit Simpson, que si l'on pratiquait aussi souvent des opérations sur l'appareil génital de l'homme que sur celui de la femme, la proportion des troubles mentaux chez l'homme serait aussi grande que chez la femme. »

Si la première supposition était vraie, nous devrions voir les femmes fournir un contingent plus grand de déséquilibrées que les hommes après les opérations autres que les opérations gynécologiques ; si c'est la deuxième hypothèse qui est la vraie, nous devrions voir les hommes qui subissent les opérations sur les organes génitaux verser dans les psychoses aussi fréquemment que les femmes. Or, il se trouve que les opérations autres que celles qui portent sur les organes génitaux sont, relativement, peu souvent pratiquées chez les femmes, et que les opérations sur les organes génitaux sont relativement rares chez les hommes. Pourtant, sans vouloir toucher à la question de savoir si la femme a plus d'impressionnabilité nerveuse que l'homme, les femmes fournissent-elles, en général, plus de cas de psychoses que l'homme? Toutes les statistiques d'aliénation répondent négativement. Pourquoi supposer, dès lors, qu'après les opérations, si elles portaient sur les mêmes organes dans les deux sexes, la femme verserait plus que l'homme dans les psychoses. Ne voyons-nous pas d'ailleurs, qu'après les opérations sur les yeux, qui sont pratiquées avec la même fréquence chez l'homme que chez la femme, la femme ne fournit pas plus de cas de folie que l'homme? Ainsi *Schnabel* (1) sur ses 12 cas de psychoses, après l'opération de la cataracte, les a vu survenir

Chez l'homme 10 fois sur 87 opérés.
Chez les femmes 2 — 73 opérées.

Dans les 41 cas de troubles mentaux après les opérations sur les yeux, recueillies par *Sears*, 16 seulement concernaient les femmes.

D'autre part, en ce qui regarde la fréquence des psychoses après les opérations pratiquées sur les organes génitaux de l'homme, ne voyons-nous pas que là où elles sont pratiquées un peu largement, comme en Amérique, où l'on fait souvent l'ablation double des testicules pour l'hypertrophie de la prostate, les cas de psychoses après ce genre d'opération sont fréquents. Ainsi, un auteur américain, *Cabot* (2), nous informe que sur 99 cas de castration pour cette affection, 14 ont été suivis de troubles mentaux.

---

(1) In Rudolf Löwy Geistesstörung nach Catracactextraction. *Allg. Zeitschr. f. Psych.* 1896, p. 166.

(2) Cabot. The question of castration for enlarged prostate. *Ann. of surg.* Sept. 1896. p. 265.

Le même auteur nous apprend qu'après l'ablation des testicules on voit survenir chez l'homme les mêmes troubles nerveux qu'on peut observer chez la femme après la ménopause.

Chez d'autres auteurs encore, *Van Hassel*, par exemple, nous avons rencontré cette proposition, que ce n'est pas seulement chez les femmes qu'ils ont constaté des troubles mentaux consécutifs aux interventions sur les organes génitaux. Tout récemment encore, dans la séance du 20 avril 1898 de la *Société de chirurgie*, M. *Routier* parle de délire hypocondriaque chez un malade qu'il avait castré pour tâcher de diminuer sa prostate et il ajoute que ce cas rentre dans une classe trop connue pour y insister. Dans la séance du 27 avril de la même Société, M. Tuffier rapporte un cas où la castration a été faite sur un homme de 53 ans pour accidents vésicaux. 3 jours après, cet homme était en proie à un délire furieux, voulant se jeter par la fenêtre. Cet état dura une semaine.

En rapprochant ces faits, nous pouvons conclure que si les troubles psychiques s'observent plus fréquemment après les opérations gynécologiques, c'est non pas à l'impressionnabilité plus grande de la femme, mais plutôt à quelque chose de spécial à l'opération même. Qu'y a-t-il donc de spécial aux opérations gynécologiques?

Nous allons diviser ces opérations en deux groupes : *a)* ovariotomies unilatérales et doubles et hystérectomies : *b)* petites opérations gynécologiques. On a dit qu'on voit les mêmes troubles psychiques indifféremment après les grandes ou après les petites opérations, portant sur l'appareil génital de la femme. Nous avons vu que ce n'est pas indifféremment, puisqu'elles sont beaucoup plus fréquentes après les premières; nous allons voir qu'elles ne sont pas les mêmes, et qu'elles ne surviennent pas chez le même genre de sujets.

La confusion mentale est très rare après les petites opérations, et sur nos 20 observations, que nous avons choisies seulement d'après la forme du trouble psychique, ne faisant aucune attention à la nature de l'opération, il se trouve qu'il n'y a qu'un seul cas où il ne s'agisse pas de l'ablation de l'utérus ou des annexes, c'est celui de M. Seeligmann (obs. VI) que l'auteur attribue à l'auto-intoxication. Nous avons convenu, dès le début, qu'il faut faire une catégorie à part de vrais prédisposés ou de dégénérés où l'opération ne peut pas jouer un grand rôle dans la production des psychoses. Or, c'est justement dans cette catégorie qu'on voit les troubles psychiques survenir après les opérations de petite importance. Nous citons comme exemple deux cas, rapportés par M. Richelot à la *Société de chirurgie* (1) : dans ces cas où on a vu se produire les troubles psychiques après la simple colporraphie, il s'agissait une fois d'une femme qui avait été internée à Sainte-Anne antérieurement, et une autre fois d'une neurasthénique grave. Quelques cas de ce genre sont consignés aussi dans la thèse de M. Seeligmann.

Ces faits sont incontestables et nous répétons encore que nous ne voulons pas du tout faire l'opération responsable de tous les cas de psychoses, qu'on a vu suivre les opérations. Si on voit un trouble psychique

(1) Voy. *Bulletins de la Soc. de chir.*, n° 11, p. 308. Séance du 23 mars 1898.

suivre une petite opération, il y a toutes les chances d'avoir affaire à un vrai constitutionnel.

Nous avons rencontré deux cas dans lesquels un trouble psychique est survenu après l'amputation du col et où il n'y avait pas de prédisposition avérée, mais dans ces cas le trouble psychique est survenu quelques mois seulement après l'opération et il s'agissait de mélancolie? Ces cas sont celui de *Fillebrown*, où 4 mois après l'amputation du col d'après la méthode de Schroeder est survenue une mélancolie, et un cas encore de Seeligmann où 2 mois après la même opération on a vu apparaître un accès de mélancolie profonde. Jusqu'à quel point l'opération est responsable dans des cas analogues, nous ne saurions le dire : la mélancolie vraie est produite par une série de causes lentement accumulées ; peut-être l'opération est-elle l'une d'entre elles?

Ces cas sont peu nombreux, et nous passons maintenant à la catégorie principale pour nous, où l'opération qu'on a pratiquée est une grande opération gynécologique, et où le trouble qui est survenu après est une des formes de la confusion mentale. Quelles sont, en général, les causes de la confusion mentale?

Tous les auteurs s'accordent pour dire que la confusion mentale est la conséquence d'un état d'épuisement cérébral, qui amène un état de faiblesse irritable du système nerveux central. En outre, les auteurs les plus récents, attribuent cet état au résultat intime d'une infection ou auto-intoxication par les produits des microbes ou la résorption des poisons de l'économie (1).

(1) Voy. Chaslin. La confusion mentale primitive. *Annales médico-psychologiques*, septembre-octobre 1892.

Nous n'avons pas à entrer ici dans l'exposé de toutes les recherches concernant le rôle de l'infection et de l'auto-intoxication dans la production de certaines maladies mentales. Mentionnons seulement qu'il est démontré que la confusion mentale est le type des psychoses puerpérales (1); tout récemment encore *Jdanoff* (2), auteur russe, dans un travail complet sur les psychoses puerpérales, démontre qu'on voit la forme typique de la confusion mentale dans 72 pour 100 des psychoses puerpérales, et que la confusion mentale est deux fois plus fréquente dans la puerpéralité, qu'en dehors de cet état. Or ce même auteur, après M. *Lallier*, a démontré que l'infection se voit dans la grande majorité des cas de psychoses puerpérales et que les cas de psychoses puerpérales diminuent depuis l'ère de l'antisepsie. Le rôle de l'infection est donc bien démontré pour la confusion mentale survenant après l'accouchement. Cela nous autorise, je crois, à rattacher les psychoses post-opératoires gynécologiques à l'infection dans les cas où l'infection est démontrée.

C'est encore la confusion mentale qu'on voit le plus constamment lorsque le trouble mental s'observe en même temps qu'une maladie viscérale tenant de l'auto-intoxication (3). Les recherches entreprises en France surtout, et particulièrement par M. Régis (nous avons en vue le rapport de MM. Régis et Chevallier-Lavaure présenté au Congrès de

---

(1) Voy. LALLIER. De la folie puerpérale dans ses rapports avec l'éclampsie. *Thèse*, Paris, 1892.

(2) JDANOFF. Psychoses puerpérales. Moscou, 1896.

(3) Voy. JACOBSON. Ueber Auto-intoxicationspsychosen. *Allgem. Zeits. f. Psychiatrie*, t. LI, 1894, p. 379.

la Rochelle 1893, et l'ouvrage de M. Régis encore inédit, qui vient d'être couronné par la Société médico-psychologique), tendraient à prouver le rôle de l'auto-intoxication dans la production de certaines confusions mentales.

Dans le cas d'urémie délirante de M. Monod (obs. II), nous avons vu que l'opération peut avoir une action inhibitrice sur les reins (en supposant même les reins lésés auparavant, l'action inhibitrice complète ne s'est produite qu'après l'opération) et amener une auto-intoxication. L'auto-intoxication est supposée encore par l'auteur dans un cas, celui de Seeligman (obs. VI), par suite de la constipation provoquée. Les indications nous manquent pour parler de l'auto-intoxication dans nos autres cas.

L'infection, dont nous venons de parler à l'instant, est un facteur général qui peut survenir dans les opérations gynécologiques aussi bien que dans les autres opérations, mais il nous paraît que l'opération gynécologique où l'on découvre le péritoine est surtout capable de l'amener, et dans ces cas qu'il s'agisse d'ovariotomie double ou unilatérale cela ne change rien. C'est-là, croyons-nous, le point principal qui distingue ces opérations des autres, et qui explique par suite la plus grande fréquence du trouble mental après elles. Mais y aurait-il, malgré tout, encore quelque autre facteur ?

Tous les auteurs qui ont fait porter leur enquête sur les résultats éloignés de l'ablation des annexes ont noté les troubles qu'on observe très fréquemment après cette opération. On a reproché à certains auteurs, tels que M. *Canu*, d'avoir abordé leur travail avec l'idée préconçue du danger de l'intervention. Sans vouloir rechercher ce que ce reproche peut avoir de bien fondé, nous laisserons de côté pour plus de sûreté les faits qu'ils ont rapportés et nous nous adressons à des auteurs, comme M. *Martin* et M. *Pinesse* qui n'ont envisagé que le bénéfice local et direct de l'intervention, et pour qui celui-ci constitue la justification de l'opération. Ils n'en ont pas moins noté les troubles fonctionnels et nerveux que nous allons citer d'après eux, en nous arrêtant surtout sur ces derniers.

« Des bizarreries de caractère, des caprices, un besoin incessant de changer de place, des crises de larmes ou de fou rire sans aucun motif, une susceptibilité exagérée sont des troubles que beaucoup de nos malades sont venues nous avouer spontanément. dit M. *Martin*, un grand nombre reconnaissant en particulier qu'elles sont devenues irascibles, impatientes, intolérantes, agacées, pour une futilité, ou même sans raison. Il y en a qui nous racontent qu'elles ne souffrent plus, qu'elles sont en parfaite santé, qu'elles n'ont jamais été mieux portantes : et pourtant elles ont peur de mourir, elles s'imaginent que leur mal peut revenir, elles deviennent hypochondriaques au moindre malaise. Quelques-unes sont à certains moments apathiques, inconscientes, paraissent indifférentes à tout ce qui se passe autour d'elles, ne s'émouvant de rien, « se moquant de tout, » puis, à d'autres instants, elles entrent dans des colères terribles ».

M. Martin insiste encore beaucoup sur la perte de la mémoire, qui est très fréquente. A cet effet Mme Nageotte, docteur en médecine, nous a communiqué une observation, où il n'y avait après l'opération (ablation de l'utérus et des annexes) aucun autre trouble que la perte de la mémoire, musicale surtout. Ce cas est curieux et nous nous permettons de le citer ici : « Mme K. est et surtout à été excellente musicienne. Elle jouait par cœur et sans effort absolument tout ce qu'elle savait ; des années après avoir appris un morceau, elle le reconstituait, lorsque même elle le croyait oublié. Sa mémoire autre que la méthode musicale a toujours été insuffisante, « elle n'avait pas de tête ». Rentrée chez elle après l'opération, elle a constaté avec peine qu'elle n'arrivait plus à jouer par cœur. « Je ne pouvais pas arriver à comprendre comment on s'y prend pour jouer par cœur, le mécanisme de cette mémoire m'échappait ; quand je pensais à un morceau, je n'en pouvais jamais imaginer qu'une partie, et la fin manquait toujours. Quand je voulais l'exécuter par cœur, il venait encore bien moins. J'ai essayé de rapprendre à jouer, mais inutilement. Je jouais en lisant la musique aussi facilement qu'avant, mais sans plaisir ». Cette perte de mémoire est actuellement moins prononcée, elle arrive à apprendre un morceau et même il y a quelques semaines elle a pu en jouer un devant des amis sans s'arrêter. La mémoire usuelle est aussi plus faible, mais comme elle n'a jamais été bonne, elle la gêne moins. « Mme K. se porte bien et ne présente aucun symptôme d'hystérie ni de neurasthénie ».

M. *Pinesse*, qui a recueilli des documents sur 136 malades opérées pour salpingo-ovarite, et qui conclut que les femmes souffrant de cette affection ont tout intérêt à se faire opérer, dit néanmoins avoir trouvé souvent chez les femmes opérées un certain énervement et il était frappé par la sensation d'anéantissement, de fatigue générale, accusée par les malades. Au point de vue mental il a noté une certaine tristesse, une tendance aux idées noires, une irritabilité, une méchanceté, comme disaient les femmes qu'il a examinées.

M. *Jayle* ayant étudié une centaine de malades a également noté chez les femmes castrées, outre les phénomènes congestifs bien connus, la perte de mémoire, l'asthénie neuro-musculaire, l'hypocondrie.

Tout cela tendrait à prouver que l'ovaire a une action spéciale surtout sur le système nerveux. Est-ce la suppression de cette action qui pourrait aider à la production de la psychose. Pourrait-elle même la produire à elle seule, par suite de la suppression d'une sécrétion interne, comme se l'est demandé M. Régis ? Nous ne saurons aucunement nous prononcer sur ce point. Nous n'avons pu trouver qu'une observation où a été pratiquée l'injection du suc ovarien, dans un cas de psychose ; c'est celle même de M. Régis ; elle est résumée dans nos observations (obs. VIII), nous la complétons ici au point de vue du traitement spécial qui a été institué.

« Comme on pouvait supposer que dans notre cas, dit M. Régis, il s'agissait des modifications apportées dans l'économie par la suppression d'organes aussi importants que les ovaires, nous pensâmes qu'il n'y avait aucun inconvénient et qu'il pouvait même y avoir avantage à essayer chez la malade des injections sous-cutanées de suc ovarien, comme on a fait nombre de fois déjà et avec succès des injections de suc thyroïdien, dans le myxœdème spontané dit opératoire. « Pour réaliser ce mode de traitement avec toutes les garanties désirables, nous eûmes recours à l'obligeance de M. le Dr Ferré, professeur de médecine expérimentale à la Faculté, qui voulut bien se charger de préparer lui-même le liquide ovarien avec le filtre à pression carbonique de d'Arsonval et de pratiquer les injections dans les conditions d'asepsie les plus rigoureuses. Les injections commencées le 5 avril ont été continuées journellement et pour ainsi dire sans interruption jusqu'à aujourd'hui. Faites dans la région du dos, à des doses variant entre un demi-centimètre cube et 2 centimètres cubes et demi de solution à 1 pour 10, elles n'ont jamais été suivies de phénomènes douloureux, d'accidents locaux, ni de réaction générale fâcheuse. » Après les quatre premières injections la malade commence à s'intéresser à ses affaires, à reprendre un caractère moins capricieux. Peu à peu les injections continuant, les obsessions se font moins intenses, Mme X. qui est professeur de piano peut reprendre ses leçons. Ses paroles sont plus sensées. Mais elle est encore de temps en temps en proie à quelques crises d'excitations, et l'amélioration qui augmente sur tous les autres points ne porte cependant pas sur les hallucinations psycho-motrices qui ne semblent point céder sensiblement : de sorte qu'à la fin du mois de mai, alors que les injections ont été poussées jusqu'à la dose de 1 centimètre cube et demi, 1 et 2 centimètres cubes, le caractère est devenu plus tranquille, l'humeur plus égale, l'irritabilité moindre, mais la persistance des obsessions et des hallucinations ne permet pas, dit M. Régis, d'affirmer encore la possibilité d'un rétablissement complet. A partir du mois du juin, des sujets d'affliction, tirés des mauvaises affaires de la famille, vinrent compromettre les résultats obtenus ; la malade retomba peu à peu, et finalement le 15 juillet, jour d'échéance d'une traite fortement appréhendée, elle se suicidait, se brûlant avec du pétrole, et ne paraissait pas souffrir de ses horribles blessures. Cet acte n'a pas été purement délirant et les préoccupations légitimes de la malade y sont certainement pour une grande part.

Nous avons cité cette observation parce qu'elle nous paraît intéressante, mais nous nous gardons d'en tirer des conclusions. La suppression de la sécrétion interne comme cause de psychoses ne commence qu'à être étudiée.

Outre l'abolition de la sécrétion interne, on a invoqué aussi, dans la production des troubles psychiques la suppression brusque de la fonction spéciale de l'ovaire qui présente une importance si grande. On sait que la ménopause, même naturelle, s'installant lentement, ne va pas souvent sans certains troubles psychiques. On a donc le droit de supposer que le système nerveux réagira d'autant plus quand il s'agit d'une abolition brusque. La réaction psychique plus lente se traduit, comme on sait, par la mélancolie, et c'est justement cette forme qu'on observe le plus fréquemment après la ménopause naturelle : la confusion mentale est l'expression d'une réaction plus brusque, et c'est elle qu'on observe plus souvent après les ovariotomies.

Telles sont les hypothèses qu'on pourrait invoquer pour expliquer les troubles psychiques après les opérations gynécologiques et leur fréquence plus grande. Nous ne sommes pas entré dans de longs développements en ce qui concerne les causes qu'on invoque ordinairement pour expliquer les psychoses post-opératoires et post-traumatiques en général, et voilà pourquoi : pour quelques-unes, comme l'intoxication par l'iodoforme, par le chloroforme ou les autres antiseptiques, nous avons déjà dit, à propos de l'iodoforme, qu'on ne pourrait les invoquer que dans des cas tout à fait exceptionnels ; tout le monde est d'accord pour le reconnaître ; quant aux autres causes, comme le choc opératoire, le choc traumatique, ou le choc moral, la théorie régnante actuellement est qu'elles se réduisent toutes ou bien à une infection microbienne extérieure, ou bien à une perturbation nutritive, Nous en avons parlé. Et, d'ailleurs, nous n'avons pas la prétention d'expliquer tout dans la production des psychoses post-opératoires. Nous avons voulu seulement démontrer qu'il existe un certain nombre de psychoses qui doivent être rattachés directement à l'opération, que l'infection est un des éléments de l'opération qui doit être accusé pour certains cas ; que les troubles psychiques s'observent plus fréquemment après les grandes opérations gynécologiques et que cela pourrait s'expliquer par les chances plus grandes de l'infection dans ces dernières et peut-être par la perturbation que l'ablation d'un organe produit dans l'économie.

CONCLUSIONS

I. Si l'on peut observer quelques cas de psychoses chez de vrais dégénérés (type Magnan), la dégénérescence mentale ne peut être invoquée dans tous les cas.

II. En étendant la dégénérescence à toutes les affections psychiques appelées constitutionnelles, toutes les formes de psychoses qu'on observe après les opérations gynécologiques, ne rentrent pas dans la classe de ces affections constitutionnelles.

III. Un certain nombre de psychoses qu'on observe après les opérations gynécologiques sont de même nature que celles qu'on observe après l'action des causes extérieures en général, à savoir toutes les formes de la confusion mentale : pour ces cas l'opération constitue une de ces causes extérieures, « nécessaire », et c'est à ce titre qu'il y a de vraies psychoses post-opératoires.

IV. C'est après les grandes opérations gynécologiques, les ovariotomies unilatérale et double surtout, qu'on observe plus fréquemment les psychoses post-opératoires.

V. L'opération comme les autres causes extérieures de ces psychoses, accidentelles, parait agir surtout par voie d'infection ou d'auto-intoxication, qui peut tenir à différents processus, une infection microbienne surtout ; mais on peut supposer peut-être qu'elle survient aussi dans quelques cas par inhibition réflexe d'une fonction éliminatrice, ou par l'abolition d'une sécrétion interne.

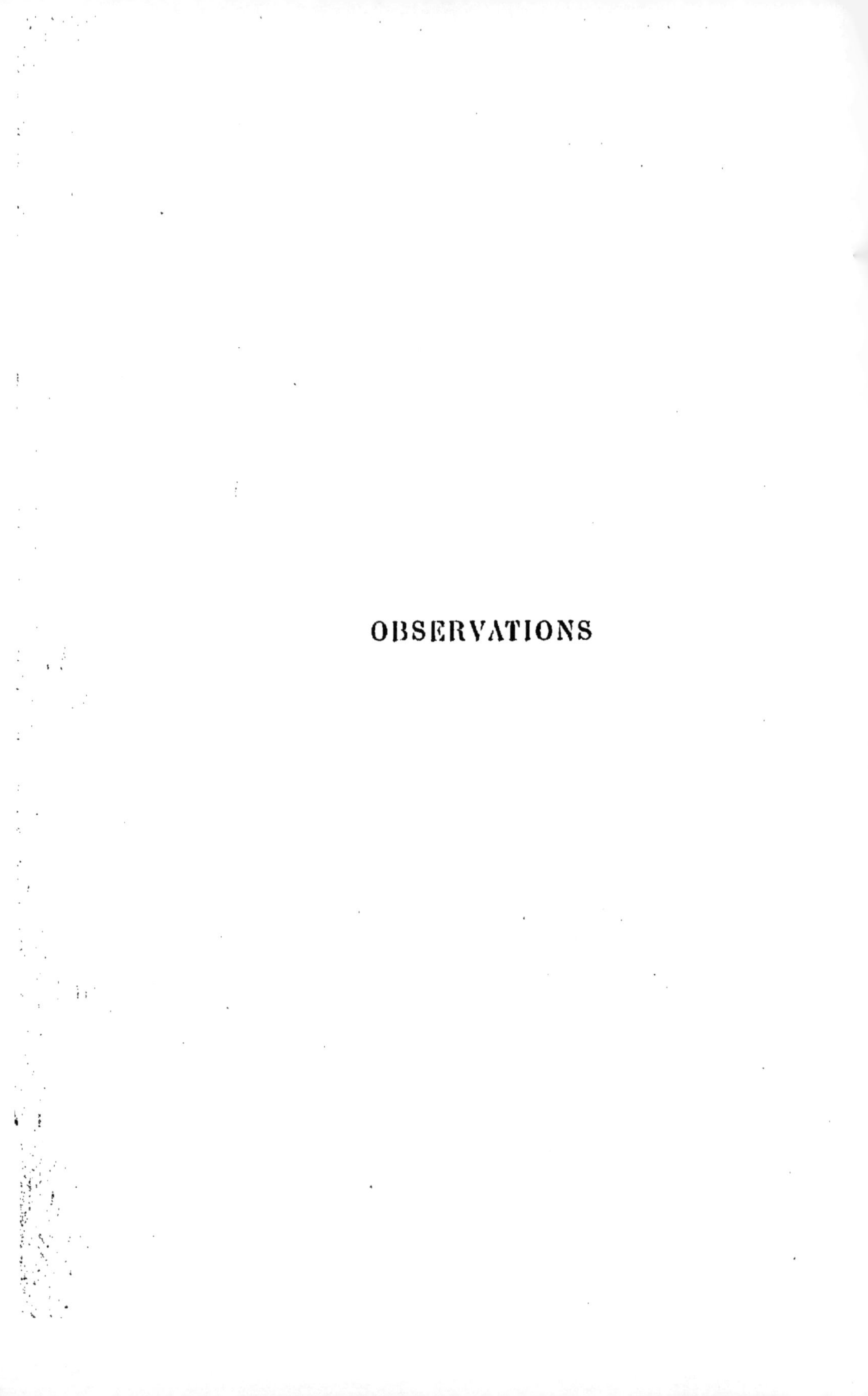

OBSERVATIONS

NUMÉROS	AUTEUR de l'observation	AGE	ANTÉCÉDENTS héréditaires	ANTÉCÉDENTS personnels	ÉTAT GÉNÉRAL avant l'opération	ÉTAT MORAL avant l'opération	OPÉRATION	ANESTHÉSIQUE	ANTISEPTIQUES employés après l'opération	SUITES opératoires	TEMPÉRATURE ET POULS	DÉBUT du trouble psychique	TROUBLE PSYCHIQUE	OPINION émise par l'auteur
I	Jacobs	2		Aucun symptôme cérébral antérieur.			Cœliotomie pour affection annexielle unilatérale.		Gaze iodoformée.	Hémorragie abondante pour laquelle tamponnement intra-abdominal.	T. 37°,2 P. 140	Soir de l'opération.	Délire furieux. Mort après 24 heures.	Intoxication par l'iodoforme.
II	Monod (*Soc. de Chir.*) (1).	53	Aucune tare.	Aucune tare. Bonne santé habituelle.			Laparotomie pour double kyste de l'ovaire.				Le soir de l'op. [illegible] P. 88. Jour suivant 39° P. 104 Le 4ᵉ j. la temp. descend à 38°,2 P. 100 6ᵉ jour: 37°,5 P. 130 Le j. qui a préc. la mort 37°,2 P. 148.	Le soir de l'opération par un peu d'agitation.	Agitation. La malade devient de plus en plus nerveuse. Facies rouge, mais pas péritonitique. Aucune douleur du ventre. Le 4ᵉ jour après l'opération, excitation extraordinaire. La malade ne cesse de parler. Sans délire encore. Jour suivant vrai délire. Le matin du 6ᵉ jour, après une nuit extraordinairement agitée, la malade ne parle plus, ne paraît pas reconnaître. Dans la journée de nouveau agitation extrême, loquacité. Ne reconnaît plus personne. Le soir entre dans le coma et meurt le matin du 7ᵉ jour, après l'opération. Immédiatement après la mort on lève le pansement et on constate le ventre absolument souple, plat, sans trace de péritonite. La plaie est réunie *per primam*. L'urine contenue dans la vessie renfermait une quantité considérable d'albumine.	Urémie à forme délirante.
III	Voisin	26	Pas d'hérédité.	Bonne santé antérieure malgré quelques accidents nerveux hystériques. Caractère vif, impressionnable.		L'idée de l'opération avait préoccupé la malade au plus haut point.	Ovariotomie droite pratiquée par M. Péan, pour une tumeur contenant 12 litres de liquide.			Normales. La plaie abdominale n'offre rien de particulier. La suppuration est légère.	T. varie entre 36°,2 et 41°,2 P. jusqu'à 148	Huit jours après l'opération exaltation, loquacité, insomnie et deux jours plus tard le délire éclate.	Le 11ᵉ jour après l'opération, l'auteur visitant la malade la trouve dans le décubitus dorsal, couverte de sueurs, la face rouge en proie à une grande excitation. Le pouls est à 120. Température 38° sous l'aisselle. Elle crie, chante ou pleure par intervalles et parle avec volubilité : « Je suis la mère de Dieu, dit-elle, j'ai sauvé le genre humain, je sanctifierai tout le monde. » La parole est nette. Les pupilles égales, d'un diamètre au-dessus de la moyenne. La malade reconnaît son mari, les personnes qui la soignent. On constate des hallucinations de la vue et de l'ouïe, ainsi que de l'hyperesthésie de ces deux organes et des illusions de la vue jours suivants. Morte le 6ᵉ jour. A l'autopsie, rien à noter dans les organes du thorax et de l'abdomen, du côté de la plaie très peu de suppuration, la plaie est cicatrisée à la face postérieure de la paroi abdominale. Du côté du cerveau, lésions anatomiques de la *méningo-encéphalite*.	L'hystéricisme a dû être une des causes prédisposantes. L'auteur range ce délire parmi les délires protopathiques des opérés.
IV	Gaillard Thomas	21			Avant l'opération la malade était très amaigrie, très faible.	Crainte de mourir.	Extirpation d'une tumeur péritonéale gauche.			Normaux, sauf dépression nerveuse extrême. La malade affirmait toujours qu'elle mourrait bientôt.	P. 100	7ᵉ jour après l'opération, la malade devient plus nerveuse, plus excitable que d'habitude.	Le matin du 8ᵉ jour l'aspect de la malade est le suivant : les yeux hagards, le visage furieux, la langue rouge et sèche; elle parle constamment, d'une façon incohérente et violente comme on voit souvent dans la manie puerpérale. Le soir de ce 8ᵉ jour coma et mort.	Ce n'est pas la septicémie qu'on avait supposé d'abord ; car dans ce cas l'évolution des symptômes est plus rapide.

(1) Monod in Discussion sur les Psychoses post-opératoires, *Bullet. de la Soc. de Chir.*, 1898, n° 12, p. 337. Séance du 30 mars 1898.

NUMÉROS	AUTEUR de l'observation	AGE	ANTÉCÉDENTS HÉRÉDITAIRES	ANTÉCÉDENTS PERSONNELS	ÉTAT GÉNÉRAL avant l'opération	ÉTAT MORAL avant l'opération	OPÉRATION	ANESTHÉSIQUE	ANTISEPTIQUES employés après l'opération	SUITES OPÉRATOIRES	TEMPÉRATURE ET POULS	DÉBUT du trouble PSYCHIQUE	TROUBLE PSYCHIQUE	OPINION émise PAR L'AUTEUR
V	Crempin (1)	56	Pas d'antécédents mentaux.	Pas d'antécédents mentaux.			Ablation d'une tumeur de l'ovaire.	L'opération n'a duré que 9 minutes.		Résultat opératoire satisfaisant.	T. élevée P. normal	Le soir du 2ᵉ jour.	Le soir du 2ᵉ jour, on s'aperçoit des allures anormales de la malade; sa mémoire semble s'affaiblir, ses réponses deviennent moins nettes. Puis état d'agitation, de délire. Après huit jours, elle ne reconnaissait plus personne. Contracture musculaire. Le matin du 10ᵉ jour, après l'opération, la malade mourut.	L'auteur c[illegible] clut la sept[illegible] cémie à caus[illegible] du pouls nor[illegible] mal, alors qu[illegible] la températur[illegible] était élevée.
VI	Seeligmann	36	Rien d'anormal.	Troubles nerveux. Crises d'hystérie. Pas d'alcoolisme.			Amputation du col, colporraphie, colpopérinéorraphie.	Durée de l'opération, 1 h 1/2.	Opium à l'intérieur. En but de constiper.	Suites normales, la malade était heureuse d'être opérée.	Pas d'élévation de temp.	Le 4ᵉ jour agitation violente, délire intense.	*Manie aiguë.* — Agitation; gestes désordonnés. Paraît avoir des hallucinations visuelles effrayantes. Trouble complet des idées. Profère des mots sans suite, ne reconnaît pas ceux qui l'entourent. Au bout de 12 jours, mort.	Auto-intoxi[illegible] cation par sui[illegible] te de la cons[illegible] tipation pro[illegible] voquée? Hé[illegible] rédité, prédis[illegible] position?
VII	Deut	48	On ne trouve aucun antécédent héréditaire, même éloigné. Sa famille ne présente aucune tare nerveuse ou mentale.	Toujours excellente santé. 8 enfants, dont 6 vivants et très bien portants.			Ovariotomie unilatérale pour kyste de l'ovaire gauche.	Ether.	Pas de pansement iodoformé.	Aussitôt après l'opération la malade était joyeuse se trouvant heureuse que tout allait pour le mieux. Dormait et mangeait.		Le 6ᵉ jour.	Le 6ᵉ jour, la malade commence à avoir des hallucinations de toute nature, mais toujours alarmantes. Elle est très agitée. Le 8ᵉ jour, elle ne reconnaissait plus personne. Devient très violente. Le 11ᵉ jour, après l'opération, elle est morte. A l'autopsie, pas de péritonite, rien du côté de l'abdomen.	Manie aiguë.
VIII	Régis	35	Compte dans une collatéralité assez éloignée deux précédents d'aliénation mentale.	N'a jamais eu de grave maladie. 3 fausses couches. 2 enfants vivants bien portants. Aucune trace d'alcoolisme ni de syphilis.		Opération bien acceptée.	Laparotomie. Ablation des ovaires et des trompes. Hystéropexie antérieure.	Chloroforme 100 gr. Durée 1 h. et demie.		Simples. Cicatrisation complète après 6 semaines.	Jamais plus de 37°,5	8 jours après l'opération, début brusque.	Brusque apparition des troubles psychiques, avec allures d'un délire toxique (hallucinations de la vue de nature terrifiante). Progressivement sorte de confusion avec torpeur intellectuelle et physique. Premier degré d'hallucinations psycho-motrices verbales : la malade se reproche de mal penser de tout le monde. Amélioration sous l'influence des injections du suc ovarien. Rechute à cause de grosses préoccupations matérielles. Un jour, échappée à la surveillance, la malade se mit le feu et est morte.	
IX	Prof. Lossen et Fürstner	47	Aucune prédisposition héréditaire.	Vers l'âge de 14 ans agitation qui, d'après la description, pourrait bien être une chorée. Très sobre.			Ablation d'un ovaire et d'une partie de l'utérus.	Chloroforme 1 h. 1/2.		Bons. Hémorragie le jour suivant après l'opération. La cicatrice malgré tout va très bien.	Temp. oscille entre 37° et 38°,5 P. entre 95 et 100	Excitation commence vers le 6ᵉ jour.	La malade pousse des cris interminables. Mouvements prompts et brusques. Incohérence des idées qui se précipitent. Hallucinations de la vue et de l'ouïe. Elle fait des dialogues, construit des vers. Ne reconnaît plus son entourage. Refuse toute nourriture. Cette surexcitation maniaque dura à peu près 6 semaines. Les signes de psychose sont disparus brusquement. Le retour à l'état normal se fit presque en un jour.	La température, qui n'a jamais monté à plus de 38°,5, ne peut expliquer le délire. Pas de septicémie non plus. Aucun des caractères du delirium tremens. L'opération est la seule cause d'après Fürstner, et il pose le diagnostic de manie aiguë.

(1) In Discussion sur la communication de *Gnauck* (v. bibl.).

AUTEUR de L'OBSERVATION	AGE	ANTÉCÉDENTS HÉRÉDITAIRES	ANTÉCÉDENTS PERSONNELS	ÉTAT GÉNÉRAL avant L'OPÉRATION	ÉTAT MORAL avant L'OPÉRATION	OPÉRATION	ANESTHÉSIQUE	ANTISEPTIQUES employés après L'OPÉRATION	SUITES OPÉRATOIRES	TEMPÉRATURE ET POULS	DÉBUT du trouble PSYCHIQUE	TROUBLE PSYCHIQUE	OPINION émise PAR L'AUTEUR
Véne	40	Parents bien portants. Mère nerveuse. Frère bien portant.	Accidents syphilitiques il y a 13 ans. Extrêmement nerveuse, mais jamais d'attaque de nerfs proprement dite. Pas d'alcoolisme.			Laparotomie. Ablation des annexes des deux côtés pour tumeur fibreuse.	Chloroforme 1 h. 10.	Pansement iodoformé compressif.	Plaie va bien. Urine très fréquente.	T. entre 37°,3 et 38°	Dès le lendemain de l'opération devint excitable et irritable.	Le 5e jour, après l'opération, on note un état mental très troublé, la malade déraisonne toute la journée, se découvre, se remue, crie et se plaint, reconnait mal les gens. Cet état, avec légères rémissions, continue pendant 3 semaines, au bout desquelles commence l'amélioration dans l'état mental. Après 6 semaines, on note l'état mental bon, sauf encore un peu de lenteur et de bizarreries dans les idées.	
Musin	41	Ne semble pas avoir de tare héréditaire directe ni collatérale au point de vue psychique.	A toujours joui d'une excellente santé. Tempérament robuste. Pas sujette aux accès d'hystérie, d'épilepsie ou d'autre maladie convulsive. Menstruation régulière (caractère devient irritable). La malade a eu 6 enfants, qui se portent bien et ne présente rien à noter quant à la dégénérescence physique ou mentale. Habitudes d'intempérance.	A l'examen avant l'opération on constate une anémie, un état de grande faiblesse. La malade a beaucoup maigri depuis 4 mois.		Ovariotomie double pour kystes des deux ovaires.	Chloroforme		Suites immédiates très bonnes. Une semaine après l'opération vomissements opiniâtres et incoercibles. Ensuite l'état s'aggrave : état de faiblesse, vomissements continuent. Un mois après l'opération délire subit pendant 2 jours. Après, la malade commence à entrer en convalescence. La plaie se cicatrise. La malade sort du service de chirurgie après environ 3 mois.		Quelques troubles insignifiants. Quelques conceptions délirantes ont duré 2-3 jours après l'opération.	La malade manifesta de l'incohérence des idées, du désordre dans les actes, besoin irrésistible de voler. Ne paraissait plus du tout avoir conscience de ce qu'elle disait ou de ce qu'elle faisait. Dès le lendemain de sa sortie de l'hôpital (après environ 3 mois), signes non équivoques de dérangement cérébral. 5 jours après la sortie de l'hôpital, le certificat marquait : aliénation mentale, caractérisée par l'incohérence du langage et des actes, affaiblissement des facultés intellectuelles où domine une obnubilation de la mémoire et l'absence de la volonté. Parle avec volubilité. 3 mois et demie sort guérie.	
Véne	38	Rien de particulier.	Bonne santé antérieure. Assez surexcitable et quelque peu névropathe.	Avant l'opération état lamentable. La malade est amaigrie et se plaint sans cesse. Accuse de très vives douleurs le long du sciatique.		Enucléation de 3 myomes sous-péritonéaux L'ovaire droit est laissé en place.	Chloroforme Près de 2 h.	Pansement iodoformé.	Simples.		Début dès le lendemain de l'opération.	Phénomènes de véritable manie accentuée, surtout dans le 5e jour. La malade remue constamment. Son état mental est complètement bouleversé. Elle crie toute la nuit, chante et dit des paroles incohérentes. A partir du 5e jour, le trouble s'atténue un peu, tout en restant violent. Les jours suivants, l'état va en s'améliorant. Au 15e jour, la malade étant tout à fait tranquille est remise dans la salle commune.	
Polaillon	35	Mère morte d'une maladie de cœur. Père mort d'une maladie dont la malade ignore la nature.	A toujours joui d'une bonne santé. Caractère taciturne et bizarre. État général bon.			Ablation des annexes pour tumeur fibreuse.	Chloroforme 35 minutes.	Tampon gaze iodoformée	Bons. Plaie guérit bien. Aspect général bon.	Entre 37°,4 et 38°,2	Le soir même de l'opération la malade est agitée.	Le 5e jour, la malade veut se lever et défaire son pansement. Le 8e jour, agitation qui devient plus violente le soir. 10 jours après, on marque : l'intelligence de la malade est très altérée, très affaiblie. A certains moments, elle est en proie à un délire mélancolique, dans d'autres, elle est tout à fait en état de démence. Elle passe ses journées couchée sur le dos sans parler et laisse échapper dans son lit ses urines et ses matières. Elle se met à pleurer à chaque instant. Après 7 semaines, la malade est transportée à l'asile Sainte-Anne.	

NUMÉROS	AUTEUR de l'observation	AGE	ANTÉCÉDENTS HÉRÉDITAIRES	ANTÉCÉDENTS PERSONNELS	ÉTAT GÉNÉRAL avant l'opération	ÉTAT MORAL avant l'opération	OPÉRATION	ANESTHÉSIQUE	ANTISEPTIQUES employés après l'opération	SUITES OPÉRATOIRES	TEMPÉRATURE ET POULS	DÉBUT du trouble psychique	TROUBLE PSYCHIQUE	OPINION émise PAR L'AUTEUR
XIV	Barette (*Soc. de Chir.*) (1)	44	Pas d'antécédents psychologiques.	Aucun trouble mental antérieur.	Grande crainte au sujet de l'opération.	Anémie profonde avant l'opération à la suite de pertes utérines très abondantes.	Extirpation par morcellements d'un gros fibrome polypeux.			Suites opératoires normales.	Pas de fièvre		Quelque temps après l'opération (17 jours), la malade eut une légère contrariété domestique. Dans la soirée, elle manifesta un certain trouble dans les idées; elle cessa de reconnaître les personnes de son entourage. Revue 2 mois après, elle était toujours dans le même état d'hébétude, absolument inconsciente, plutôt mélancolique que gaie. Depuis, elle a été internée dans un asile et son état ne s'est pas encore modifié.	
XV	Kaarsberg	35	Hérédité très chargée.				Hystérectomie avec ablation des annexes pour utérus fibromateux.		Pas d'iodoforme.		Fièvre aussitôt après l'opér. Temp. devint normale après 14 jours	4e jour.	Confusion hallucinatoire aiguë (ac. hallucin. Verwirrung). Après 14 jours, quand la température devint normale, stupidité qui disparut au bout de quelques mois.	
XVI	P. Landau (2)	49	Aucunement nerveuse.				Ablation susvaginale de l'utérus et des annexes droits. L'ovaire gauche atrophié est laissé.					Début vers le 19e jour.	Aussitôt que la malade quitte l'hôpital, vers le 19e jour, elle tombe dans un état de confusion. Cet état dure plusieurs semaines. Terminaison inconnue, la malade n'a pas été revue.	
XVII	Butler Smyth	43	Sauf un frère qui est mort d'un abcès de cerveau, il n'y a jamais eu trace d'affection cérébrale dans la famille.	Mariée à l'âge de 20 ans. Jamais enceinte.		Le mari assurait que la malade était dans un état de dépression avant l'opération et qu'elle répétait qu'elle deviendra folle et mourra dans un asile.	Laparotomie. Enucléation de tumeur abdominale adhérente au péritoine et à l'intestin. Cette tumeur était un papillome kystique de l'ovaire gauche.	Ether 3 h. et demie.	Gaze phéniquée.	Grande hémorragie. Collapsus. Pas de vomissements. Pendant 3 jours l'urine était noircie par l'acide phénique. Aucun gaz ne sortit du rectum pendant les 48 heures qui suivirent l'opération. 8 jours après rupture du rectum à cause d'un lavement mal administré (trop grande quantité d'eau savonneuse).	P. 140 T. entre 104 et 101 (Fahr.) Revenue à la normale 3 sem. après l'opér.	3 jours après la rupture du rectum et 11 jours après l'opération agitation, insomnie, délire dans la nuit.	Deux jours après le délire, la malade devint maniaque. Jours suivants, aggravation de l'état d'agitation. Peau sèche. Langue humide. Urines normales. Symptômes mentaux s'aggravent. Expulsion par la plaie d'un lambeau sphacélé. Plusieurs autres dans la suite. Plusieurs accès de manie. Amélioration physique et mentale commence 6 semaines après l'opération. Menstruation réapparait 2 mois après l'opération. Après 2 mois et 11 jours, la malade retourne chez elle en voie de guérison.	Septicémie, occasionnée probablement par l'absorption des matières et des gaz.

(1) Barette in Discussion sur les psychoses post-opératoires, *Bullet. de la Soc. de Chir.*, 1898, n° 15, p. 726. Séance du 27 avril 1898.

(2) Landau in Discussion sur la communication de *Gnauck* (v. bibl.).

[illegible]	AUTEUR de l'observation	AGE	ANTÉCÉDENTS héréditaires	ANTÉCÉDENTS personnels	ÉTAT GÉNÉRAL avant l'opération	ÉTAT MORAL avant l'opération	OPÉRATION	ANESTHÉSIQUE	ANTISEPTIQUES employés après l'opération	SUITES opératoires	TEMPÉRATURE et pouls	DÉBUT du trouble psychique	TROUBLE PSYCHIQUE	OPINION émise par l'auteur
…III	Routier (*Soc. de Chir.*) (1)	22					Hystérectomie abdominale totale pour remédier à deux gros pyosalpinx, et un gros abcès rétro-utérin, et à un fibrome de la matrice.				T. 8 jours durant 40° de temp. axillaire		Deux jours après son opération, la malade avait une énorme escarre sacrée ; 4 jours après, elle présentait une poussée confluente d'herpès labialis ; toute sa figure était couverte de vésicules. Le lendemain, 5e jour, elle faisait deux énormes escarres de la face externe de ses deux cuisses, dans des régions où on avait fait des injections du sérum. Enfin, 8 jours après, commençait une agitation incessante, elle poussait des cris jour et nuit, n'écoutant rien de ce qu'on lui disait, paraissant ne pas comprendre. Après un premier isolement, tout se calma ; je la repris dans nos salles, mais deux ou trois jours après tout reprenait de plus belle et aujourd'hui, isolée depuis plus de deux mois, elle crie comme au premier jour. La réparation de ses escarres est particulièrement lente à se faire.	
XIX	Everke		Père et mère sont proches parents. Une sœur qui est morte a été débile. Pas d'autres antécédents héréditaires.	Scrofuleuse dans l'enfance. Aucun antécédent mental.		Très inquiète avant l'opération.	Laparotomie. Ablation d'un grand kyste. Ablation des deux ovaires.		Très peu d'iodoforme. 0,03 de morphine journellement.		Le 14e jour T. 39° le soir P. 118 Pas de fièvre les prem. jours	Le 5e jour après l'opération gonflement de la parotide droite.	Le 14e jour, quand on fait l'incision de la parotide, grande agitation et état maniacal qui a duré quelques jours.	L'auteur rattache ce délire à la parotidite.
XX	Le Dentu	46					Enucléation de deux myomes sous-péritonéaux de l'utérus, Ablation des annexes malades.				T. légèrement élevée à deux reprises	Le lendemain de l'opération se levait, défaisait son pansement.	Délire d'une grande violence qui s'est accusé peu à peu. Escarres. Perdait ses urines et ses matières. Guérison au bout de 5 semaines de délire.	
XXI	Jacobs	39	Aucuns.	Tempérament nerveux. Attaques d'hystéries fréquentes.			Castration vaginale totale pour suppuration ancienne du bassin.				T. 37°, 5 P. 120	Le soir de l'opération délire furieux.	Délire furieux érotique qui continue pendant 4 jours avec grande intensité. Puis accalmie progressive. La malade n'a eu après aucune souvenance des suites de l'opération.	Choc opératoire.
XXII	Marlier	38	Négatifs.	Petite, d'aspect chétif. A cependant toujours joui d'une bonne santé. 7 couches toutes avec intervention. Pas de syphilis. A subi déjà une opération ; cloisonnement du vagin, excision du col, curetage.			Hystérectomie vaginale 17 mois après la première opération.	Chloroforme 1/2 heure.		Oppression. Faciès anxieux. Langue pâteuse.	T. 37°, 8 à 39°,6 P. vif et fort	Agitation dans la nuit qui suivit l'opération, augmentation les nuits suivantes.	Agitation. Hallucinations de la vue et de l'ouïe. Loquacité extrême. Cet état persiste pendant 4 jours. Puis commence l'amélioration. 5 semaines après l'opération, la malade quitte l'hôpital. Revue depuis, état général excellent.	

(1) Routier in Discussion sur les psychoses post-opératoires, *Bullet. de la Soc. de Chir.*, 1898, n° 19, p. 398, Séance du 20 avril 1898.

BIBLIOGRAPHIE

Nous donnons ici la bibliographie des troubles nerveu et psychiques consécutifs aux seules opérations gynécolo giques. Nous n'indiquerons que ceux des ouvrages sur le psychoses post-opératoires en général, où se trouvent de observations ou des discussions concernant notre suje spécial. Les indications, dont nous avons vérifié nous même l'exactitude, sont marquées d'un astérisque (*).

* ALTHAUS. — Insanity after oophorectomy. *Brit. Méd. J.*, 1893, p. 995.

* BALDY. — Folie survenant après les opérations gynécologiques. *Bull. médic.*, 1891, p. 1076.

* BALDY. — Frequency of insanity following gynecol. operations. *Medic. age Detroit.*, 10 août 1892.

* BARWELL. — An unusual sequela of ovariotomy. *Brit. med. J.*, 1885, p. 597, ou bien *Lancet*, 1885, p. 522.

* BRODNITZ. — L'action de la castration sur l'organisme féminin. *Thèse*, Strasbourg, 1890.

* BIRCH. — Acute mania after operation. *Brit. med. J.*, 1885, p. 695.

* BENTEJAC. — De quelques phénomènes nerveux observés à la suite des opérations pratiquées sur l'abdomen. *Thèse*, Paris, 1888.

* BUTLER SMITH. — Acute mania following Rupture of the Rectum

by Enema thirteen days after ovariotomy. *The Journ., of ment. sc.*, 1893, p. 389.

* Canu. — Résultats thérapeutiques de la castration chez la femme. Conséquences sociales de cette opération. *Thèse*, Paris, 1896.

* Chotau. — Troubles nerveux après opérations obstétricales. *Arch. de tocol. et de gynécol.*, 1894, p. 721.

* Chrobak. — Des suites des opérations faites sur les annexes de l'utérus. *Bullet. médic.*, 1893, p. 1023.

* Coë. — The ultimate results of laparotomy for the removal of diseased appendages. *Medic. Record*, 1890, p. 440.

* Courty. — Opération d'ovariotomie intéressante, etc. *Montpellier Médical*, 1865, p. 425.

* Debove. — Hystérie développée chez une femme ovariectomisée. *Bullet. médic.*, nov. 1892.

* Denis. — De l'aliénation mentale consécutive aux opérations chirurgicales. *Thèse*, Montpellier, 1889.

* Dent. — Insanity following surgical operations. *Journ. of ment. sc.*, 1889, p. 1.

* Doléris. — Délire post-opératoire en gynécologie. *Nouv. Arch. d'obst. et de gynécol.*, 1895, p. 361.

* Dufournier. — Troubles psychiques post-opératoires. *Arch. gén. de méd.*, 1889, p. 711.

* Everke. — Ueber Parotitis und Psychose nach Ovariotomie. *Deutsch. medic. Wochenschr.*, 1890, p. 319.

* Mac Farland. — The relations of operative gynecology to insanity. *Med. Review Saint-Louis*, 1893, p. 443.

* Fauld. — Castration for enlarged prostate. *Brit. med. J.*, 1895, p. 974.

Fergusson. — Folies consécutives à l'épuisement, aux fièvres, aux coups, aux blessures, aux opérations chirurgicales, à la parturition, etc. *The alienist and neurolog.*, juillet 1892.

Ferrarini. — Contrib. allo studio delle psycosi post-operatione. *Nuova Rivista*, 1890, nos 11 à 14.

* Fillebrown. — Psychoses and gynecological operations. *Americ. Journ. of obstetr.*, 1889, p. 32.

* Gaillard Thomas. — Acute mania and malancholia as sequeloe of gynecological operations. *The Med. News,* 1889, p. 396.
* Gloevecke. — Körperliche und geistige Veränderungen im weiblichen Körper nach uünstlichem Verluste der Ovarien einerseits und der Uterus anderseits, *Arch. f. Gynæc.*, 1889, p. 1.
* Glorieux. — De la folie post-opératoire et de la manie des opérations chirurgicales chez certains névropathes. *Annales de la policlinique de Paris,* 1895, p. 140, ou *Rev. méd.-chir. des maladies des femmes.* Paris, 1895, p. 261.
* Gnauck. — Das Verhalten von Neurosen nach gynækol. Operationen. *Centralbl. f. Gynaekol.*, 1887, p. 418.
* Grammatikati. — Des phénomènes cliniques observés chez les femmes à la suite de l'ablation de parties séparées de l'appareil génital. *Wratch,* 1890, p. 4.
* Geo. Granville Bantock. — Hysterectomy and Insanity. *Brit. medic. Journ.*, 1889, p. 395.
* Raffaelo Gucci. — Le operazioni chirurg. come causa di pazzia. *Riv. Sp. di Freniatria,* 1890, p. 175.
Herringham. — Observation de troubles mentaux après les opérations. *Saint-Barthol. hosp.*, XXI, 1885.
Edward Ill. — Acute psychoses following gynecological operations. *Pittsburg med. Journ.*, 16 janvier 1888.
* Jacobs. — Folie post-opératoire. *Presse médic. Belge,* 1894, ou *Journ. des praticiens*, 1894, n° 30.
* Jayle. — Effets physiologiques de la castration chez la femme. *Rev. de gynéc. et de chir. abdominale,* mai-juin 1897.
* Joffroy. — Folie post-opératoire. *Presse médic.*, 1898, p. 141.
Jonas. — Post-operative insanity ; three cases. *West M. Rev. Lincoln Web.*, 1897, p. 125.
* Jones. — Insanity after ovariotomy. *Lancet,* 1885, p. 633.
* Kaarsberg. — Fall v. Geisteskrankheit nach Amputatio uteri supravaginalis. *Nordisk med. Arkiv.*, 1879, p. 4.
* *Anal. in Centralbl. f. gynécol.*, 1888, p. 692.
* Thomas Keith. — On the treatment of uterine tumors by electricity. *Brit. med. Journ.*, 1889, p. 1281.

KIERNAN. — Mental symptoms after surgical operations, 1891, Chicago.

* KREUTZMANN. — Acute manie nach Ovariotomie. *New Jorker medic. Monatschrift* Bd. I, n° 2.

* KROMER. — Beitrag zür Castrationsfrage. *Allg. Zeit. f. Psych.*, 1895, Heft 1, p.

* LAWRIE MACPHERSON. — Two cases of hysterectomy followed by insanity. *Brit. med. Journ.*, 1895, p. 132.

* LAWSON TAIT. — Clinical Lecture on utérine myoma, *Brit. med. Journ.*, 1889, p. 299.

— Insanity following surgical operations. *Brit. med. Journ.*, 1889, p. 497.

LAUPHEAR. — A case of insanity cured by removal of a fibroid tumor of the ovary. *South M. Rec. Atlanta*, 1895, p. 357.

* LETOUZEY. — De l'hystérectomie susvaginale par la voie abdominale. *Thèse*, Paris, 1879.

LIESAU. — Der Einfluss der Castration auf den weiblichn Organismus. *Freiburg*, 1896.

* LUCAS CHAMPIONNIÈRE. — Des réflexes observés après les opérations utéro-ovariennes et surtout du réflexe guttural. *Soc. d'obstétr. et de gynécol.*, 8 mars 1888. Anal. in *Journ. de méd. et de chir. pratiques*, mai 1888.

* LE DENTU. — Des délires post-opératoires. *Médecine moderne*, 1891, p. 53.

* Herm. LOSSEN u. FURSTNER. — Eine Péan'sche Hysterotomie mit nachfolgender Manie. *Berl. klin. Wochensch.*, 1880, p. 481.

* LUYS. — Des folies sympathiques consécutives aux opérations gynécologiques. *Ann. de psych. et d'hypn.*, 1893, p. 170.

* MAIRET. — Folie post-opératoire. *Ballet. médic.*, 1889, p. 1075 et 1087.

* MARC. — Étude critique sur l'étiologie et le traitement chirurgical de l'hystérie, à propos d'un cas d'hystérie consécutif à une ovariotomie. *Thèse*, Montpellier, 1895-1896.

* MARLIER. — La folie post-opératoire. *Thèse*, Paris, 1897.

* N. MARTIN. — Des accidents réflexes consécutifs aux opérations pratiquées sur l'utérus et l'ovaire. *Thèse,* Paris, 1888.

* MARX. — Sur quatr. cas de folie post-opératoire. *Médec. orientale,* 1898, n° 3.

* MAURANGE. — Les psychoses post-opératoires. *Gaz. hebd. de méd. et de chir.,* 1898, n° 30.

MAUTON (W.-P.). — Postoperative insanity, especially in women. *Clin. J. Lond.,* 1897, p. 334-336.

* MEREDITH. — Fifty cases of complated ovariotomy with brief notes of nine other cases of abdominal section. *Brit. med. Journ.,* 1884, p. 270.

* W.-K. M'MORDIE. — Three cases of operation for abdominal tumours. *Lancet,* 1889, p. 1169.

* MOYER. — The nervous and mental phenomena following surgical operations. *Medic. Detroit,* 1897, p. 441.

* MONTFORT. — Deux observations de kystes de l'ovaire. Ovariotomie. Guérison. *Arch. Tocol.,* 1886, p. 673.

* MUSIN. — De la folie consécutive aux traumatismes opératoires sur le système génital de la femme. *Thèse,* Lille, 1895.

* PÉNON. — Contribution à l'étude du délire post-opératoire (du rôle de l'auto-intoxication). *Thèse,* Bordeaux, 1893.

* PERETTI. — Gynaekol. Behandlung und Geisterstörung. *Berlin. klin. Wochensch.,* 1883, p. 149.

PIERRACINI. — Pazzia post-operatione. *Gazzetta del manicomio di Macerata,* 1893.

* PINESSE. — Résultats éloignés de l'ablation bilatérale des annexes, etc. *Thèse,* Paris, 1894.

* POLAILLON. — Fibro-myome du corps de l'utérus. Hyster. abdom. Guérison. Aliénation mentale consécutive à l'opération. *Union méd.,* 1889, p. 582.

* POZZI. — § Complications de l'ovariotomie, in Traitement des kystes de l'ovaire. *Gaz. méd. de Paris,* 1890, p. 375.

* PRAUD. — Troubles névropathiques consécutifs à l'ablation de l'utérus et des annexes. *Thèse,* Paris, 1895-96.

* PRENGRUEBER. — Une ovariotomie et une hystérique. *Bull. méd.*, 1887, p. 787.

* PICQUÉ. — Du délire psychique post-opératoire. *Bull. de la Soc. de chir.*, séance du 23 février 1898, p. 171.

* PICQUÉ et BRIAND. — Du rôle de la nature de l'opération chirurgicale dans les psychoses post-opératoires. *Bull. de la Soc. de chirurg.*, séance du 2 mars 1898, p. 216.

* RÉGIS. — Cas de folie consécutive à une ovario-salpingectomie. *Gaz. méd. de Paris*, 1893, p. 481.

REMERY. — Collapse after ovariotomy, transfusion : recovery. *Lancet*, 1892, p. 1219. Anal. in *Gaz. hebd. de méd. et de chir.*, 10 décembre 1891.

* RICHARDS. — Insanity after oophorectomy. *Brit. med. Journ.*, 1893, p. 995.

* ROHÉ. — An inquiry into the œnology of mental disturbances following operations upon the female pelvic organs. *New-York med. Journ.*, 1893, p. 437.

* RUSSELL. — The after effects of surgical procedure on the generative organs of females for the relief of insanity. *Brit. med. Journ.*, 1897, p. 770.

* SEARS. — Insanity following surgical operations. *Boston méd.*, and *Surgical Journ.*, 1893, p. 642.

* Christian SIMPSON. — On post-operative insanity. *The Journ. of ment. Sc.*, 1897, p. 87. Anal. in *Arch. de neurol.*, août 1897.

* STONE. — Psychical results of gynecological operations. *The Journ. of the Americ. medic. Association*, 1890, p. 305.

SHEPHERD. — Manie post-opératoire. *The internat. Journ. of the med. Sc.*, décembre 1888.

* SEELIGMANN. — Contribution à l'étude des troubles mentaux consécutifs aux opérat. gynécol. *Thèse*, Nancy, 1896.

* SWAIN. — The treatment of uterine fibroids by abdominal sections. *Brit. med. Journ.*, 1894, p. 120.

* GAILLARD Thomas. — Acute mania and melancholia as sequeloe of gynecological operations. *The Med. News*, 1889, p. 396.

* Van Hassel. — Folie post-opératoire. *Journal des praticiens*, 1894, n° 30.

* Vène. — Étude sur les délires post-opératoires. *Thèse*, Paris, 1891.

* Voisin (A.). — Deux cas d'ovariotomie suivie de délire. *Ann. médico-psych.*, 1879, p. 41.

* Wilson. — Mental complications following surgical operations. *Med. News*, Bd LXX, 1897, p. 47.

* Werth. — Ueber Enfstehung von Psychosen in Gefolge von Operationen am weiblichen Geschechtsapparate. *Abhandlungen der Deutsch. Gesellsch. f. Gynaekol. II Congress Halle*, 24-26 mai 1888. Anal. in *Berlin. klin. Wochensch.*, 1888, p. 716.

* Word. — Insanity after acute surgical or medical affections. *Brit. med. Journ.*, 1890, p. 250.

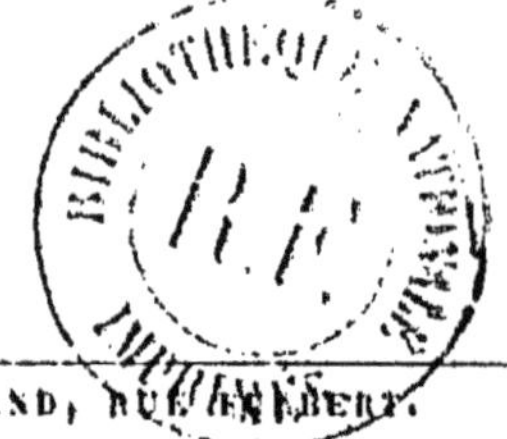

CHARTRES. — IMPRIMERIE DURAND, RUE FULBERT.

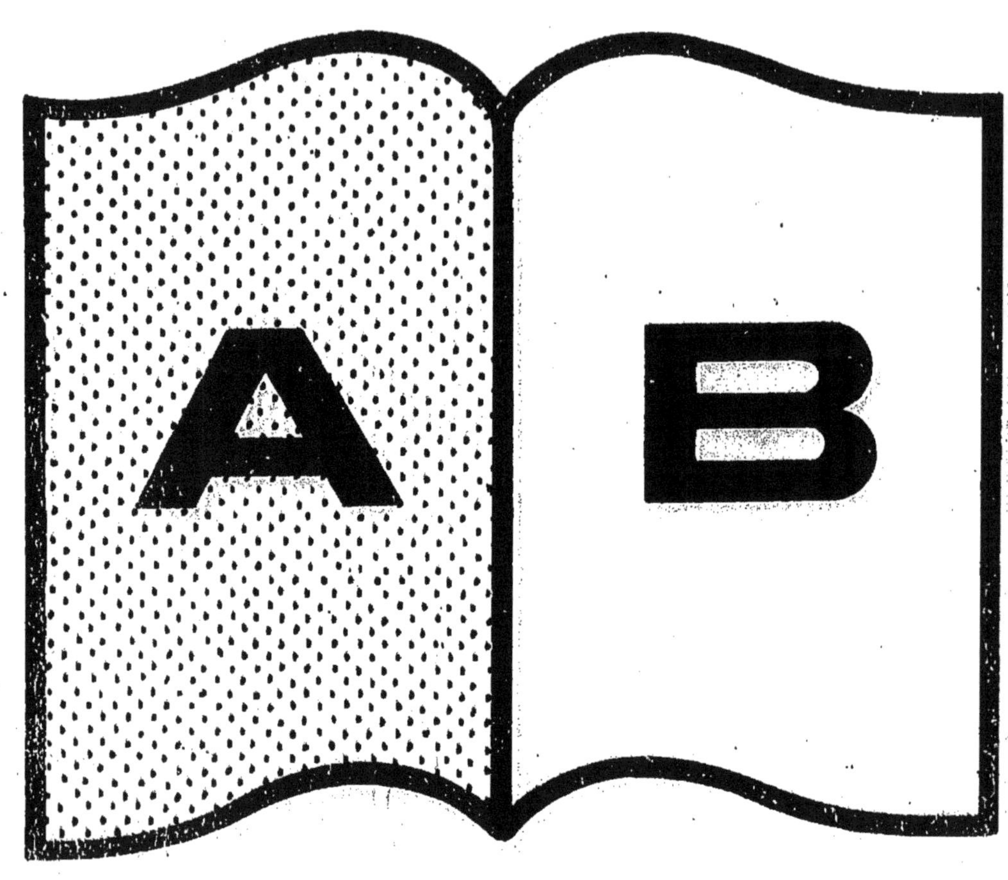

Contraste insuffisant

NF Z 43-120-14

www.ingramcontent.com/pod-product-compliance
Ingram Content Group UK Ltd.
Pitfield, Milton Keynes, MK11 3LW, UK
UKHW022136190726
13855UKWH00003B/1176